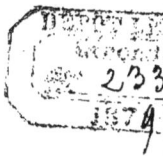

RÉUNION PRIMITIVE

ET

PANSEMENT DES GRANDES PLAIES

avec une planche

P A R

Le Docteur AZAM

Professeur à la Faculté de Médecine de Bordeaux,
Correspondant de la Société de Chirurgie de Paris, etc., etc.

———————

BORDEAUX	PARIS
FERET & FILS	G. MASSON
libraires-éditeurs	libraire-éditeur
15, cours de l'Intendance.	120, boulevard St-Germain.

1879

RÉUNION PRIMITIVE

ET

PANSEMENT DES GRANDES PLAIES

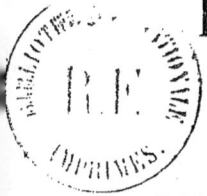

RÉUNION PRIMITIVE

ET

PANSEMENT DES GRANDES PLAIES

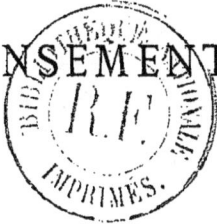

PAR

LE DOCTEUR AZAM

Professeur à la Faculté de Médecine de Bordeaux,
Correspondant de la Société de Chirurgie de Paris, etc., etc.

BORDEAUX

FERET & FILS
libraires-éditeurs
15, cours de l'Intendance.

PARIS

G. MASSON
libraire-éditeur
120, boulevard St-Germain.

1879

A MONSIEUR

LE PROFESSEUR GOSSELIN

Membre de l'Institut et de l'Académie de Médecine,
professeur de clinique chirurgicale à la Faculté de Médecine
de Paris, etc., etc.

Vous avez bien voulu par votre exemple, dans vos leçons à la Charité et à la tribune de l'Académie de Médecine de Paris, faire l'éloge des idées que défend ce Mémoire. Permettez-moi de vous en faire l'hommage respectueux et reconnaissant.

Dr AZAM.

AVANT-PROPOS

———

Je viens apporter mon témoignage à la défense de la réunion primitive comme mode de guérison des amputations et de la plupart des grandes plaies. — De plus, j'espère démontrer dans les lignes qui suivent que les méthodes qui guérissent le plus de malades et qui sont, avec raison, en grand honneur dans la chirurgie actuelle, ont pour base la réunion primitive.

Cela établi, j'exposerai en détail la *Méthode de Bordeaux* qui est pour moi l'expression la plus simple de la réunion immédiate, et je dirai pourquoi elle doit être préférée.

Depuis déjà plusieurs années, j'ai publiquement exposé les résultats de ma pratique et de celle de la plupart de mes confrères de Bordeaux. Mais malgré le chiffre des succès qu'affirment mes dernières publications, malgré l'autorité considérable des chirurgiens qui défendent soit ces idées, soit des théories semblables aux nôtres, la pratique en général n'en a été que peu modifiée. Je n'ai pas à en rechercher les raisons. Il est

cependant permis de penser, si on jette un coup d'œil
d'ensemble sur la discussion considérable qui a eu lieu
récemment à l'Académie de Médecine de Paris, que
dans l'esprit des chirurgiens, la réunion primitive a fait
un pas considérable et qu'elle sera l'une des bases de
la chirurgie de l'avenir.

Chercher à faire accepter comme pratique générale
en chirurgie la réunion primitive est loin d'être une
entreprise nouvelle. Tout le monde sait l'histoire de
ses succès en Angleterre et de ses revers dans notre
pays. Tout le monde sait aussi avec quelle autorité elle
a toujours été défendue par l'école de Montpellier.
Nous ne croyons pas cependant qu'il soit superflu, dans
l'état actuel de la science en ce pays, d'insister sur les
services qu'elle peut et doit rendre.

J'apporte en effet un nombre imposant d'opérations
dans lesquelles on lui doit le succès; car, ainsi que l'a
dit M. Trélat, en citant les chiffres que j'ai déjà
rapportés à l'Académie de Médecine, « cet admirable
» résultat n'est que la pure pratique de la réunion
» primitive. »

J'espère que les esprits impartiaux seront frappés de
ces chiffres où sont sincèrement comptés et les succès
et les revers, et qui sont l'expression d'une pratique
de dix années.

Avant d'entrer dans le fond de la question, je dois énoncer un point de doctrine :

Quelle que soit, à mon sens, dans des circonstances données, la supériorité de la méthode que je décrirai plus loin, je ne crois pas qu'elle puisse répondre à toutes les indications de la pratique, et je considère qu'il est des circonstances où les pansements de MM. Lister et Alphonse Guérin doivent lui être préférés. Un sage éclectisme, et je partage ici l'opinion de M. Verneuil, doit guider le chirurgien ; une idée générale dirige sa pratique, mais les moyens de réalisation ne peuvent que varier suivant les cas. En chirurgie, pas plus qu'en toute autre science expérimentale, l'absolu n'existe pas.

RÉUNION PRIMITIVE

ET PANSEMENT

DES GRANDES PLAIES

I

La découverte de l'anesthésie chirurgicale, qui permet
d'opérer lentement et sûrement, a porté un coup
mortel à l'école opératoire dont le triomphe était le
brillant et la rapidité dans l'exécution ; comme consé-
quence naturelle, l'activité de la chirurgie s'est tournée
d'un autre côté, et l'idée de conservation a fait de
grands progrès. A ce moment, il est vrai, nous avons
été aidés dans cette entreprise par des inventions
diverses, entre autres par la méthode amovo-inamo-
vible, et par d'autres que je n'ai pas à énumérer ici.
Ainsi ont été portés les premiers coups aux pratiques
anciennes que nos maîtres nous avaient enseignées
après les avoir reçues des leurs.

Alors, en voyant guérir sans opérations nombre de
blessés auxquels ils auraient supprimé des membres
avec une brillante dextérité, nous nous sommes
demandé si la résignation philosophique avec laquelle

nous voyions auparavant succomber nombre d'opérés
et de grands blessés, estimant qu'il n'en pouvait être
autrement, n'était pas excessive, et nous avons
applaudi et aidé à l'agitation féconde qui a pour but
de hâter la guérison et de diminuer le chiffre des
morts.

De cette évolution des esprits et des recherches qui
en ont été la suite, sont sortis nombre de procédés qui
paraissent se ranger sous trois méthodes : le pansement
de M. Lister, le pansement au coton de M. Alphonse
Guérin et la méthode de la réunion primitive proprement dite, mise en usage à Bordeaux. Tous ceux qui,
comme moi, font depuis environ vingt-cinq ans la
grande chirurgie, ont vu se succéder ces idées et
tous, j'aime à le croire, applaudissent au succès des
méthodes nouvelles qui sont, en fait, un immense
progrès.

Nous ne saurions aller plus loin sans dire quelques
mots du mécanisme de la guérison des plaies.

On donne d'habitude le nom de *plaies* à toute solution
de continuité des parties molles intéressant le tégument
externe. Un ulcère est une plaie aussi bien que la section
d'un membre amputé. Faute d'un terme plus général et
pour fixer les idées, je demanderai que ce mot soit
étendu à toute solution de continuité, quelle que soit
sa situation. Il y aurait alors des plaies externes
et des plaies internes : une fracture, une rupture
musculaire seraient des types de cette deuxième
catégorie.

Cela posé, quelles sont les conditions de guérison des plaies de toute nature?

Ces conditions sont, par ordre d'importance :

1° L'affrontement ou la coaptation des éléments organiques séparés ;

2° La production d'une substance qui, après avoir uni ces éléments, se transforme suivant les nécessités naturelles ;

3° L'absence, autant qu'elle est possible, du contact de l'air ;

4° La sortie facile des sécrétions des plaies externes ;

5° L'absence de tout corps étranger entre les éléments à réunir ;

6° La protection de la partie blessée contre les agents extérieurs, particulièrement contre les variations de température ;

7° Une bonne alimentation du malade ;

8° Une bonne hygiène physique et morale.

1° Affrontement.

Nous avons à guérir une fracture simple : rien de plus facile et de plus ordinaire. Nous rapprochons de notre mieux les fragments osseux et nous les maintenons solidement juxtaposés ; puis, après avoir placé notre malade dans les meilleures conditions d'hygiène alimentaire, physique et morale, nous attendons qu'il se fasse entre les os une soudure. Vu la condition de solidité indispensable au squelette, nous ne considérons notre malade comme guéri,

que lorsque cette soudure elle-même est devenue à
peu près osseuse, ce qui demande un temps assez
long.

Si la fracture est compliquée de déchirure des
téguments, notre principal souci est d'empêcher l'air
de pénétrer entre les os, où nous savons que sa
présence provoquera sûrement une suppuration redoutable.

Nous avons à donner des soins à une personne qui
a été atteinte dans ses parties molles d'un violent
coup de sabre. La plaie est profonde, les muscles sont
tranchés : rien de plus ordinaire. Notre premier soin,
après avoir arrêté l'effusion du sang, est de réunir les
parties profondes par une suture enchevillée, et la peau
par une suture entortillée, ou par d'autres moyens
ayant le même but, le tout aidé du repos absolu, du
relâchement des parties et des pansements les plus
rares possible. La guérison ne se fait pas attendre,
elle est souvent d'une étonnante rapidité ; en effet
nous n'avons pas, comme dans le cas précédent, à
compter avec le dépôt dans la soudure des éléments
solides. Si nous agissons ainsi, c'est que nous redoutons
la suppuration et ses conséquences, dont la moindre
est l'inutile prolongation de la maladie.

Mais si nous amputons un membre, si nous extirpons
une tumeur, tout est changé. Nos maîtres nous ont
enseigné (je l'ai, hélas! enseigné moi-même) qu'après
avoir conservé la peau nécessaire à recouvrir la surface
de section, il fallait unir les bords par quelques points
de suture entrecoupée, puis consolider le tout par
des bandelettes de diachylon en nombre varié; qu'il

fallait de plus recouvrir la plaie par des gâteaux de
charpie et par un bandage élégant, et avant de
lever le premier appareil, attendre trois jours, délai
nécessaire à l'établissement de la suppuration. Ce
temps écoulé, nous devons panser notre malade tous
les jours, aucuns le pansent deux fois par jour; encore
n'arrivons-nous pas à enlever tout le pus, dit louable
bien qu'il répande une odeur infecte. A ce moment, la
surface de section tout entière est recouverte d'une
membrane pyogénique dont nous surveillons attenti-
vement la sécrétion, car les qualités du beau pus nous
sont connues. S'il s'agit d'une amputation ou d'une
extirpation de tumeur avec conservation d'une quantité
suffisante de peau, il peut arriver que quelques-unes
des parties affrontées adhèrent entre elles; mais cette
adhérence, due plus au hasard qu'à la détermination
précise du chirurgien, doit être le plus souvent détruite,
car elle gêne l'écoulement des sécrétions. Alors les
lambeaux ne sont plus appliqués l'un à l'autre que par
leur poids, et le meilleur pansement est encore de faire
chaque jour un bon lavage désinfectant de toute leur
surface. Je comprends que dans ces conditions quelques
chirurgiens des hôpitaux de Paris aient considéré
comme un progrès l'ouverture complète du moignon
et l'étalement de ses lambeaux. Ainsi, on voit au moins
ce qu'on fait. Si la guérison est obtenue, et cela peut
arriver malgré ces soins, car la nature est une excellente
mère, on comprend qu'il a fallu l'attendre pendant
quarante à soixante jours. Mais qu'arrive-t-il le plus
souvent?... Le malade ou l'opéré succombent de la
même façon que s'ils avaient été atteints d'une fracture

avec pénétration de l'air dans son foyer. Nous arrivons ainsi aux épouvantables statistiques d'après lesquelles, dans les hôpitaux de Paris, par exemple, l'amputation de la cuisse était la mort à peu près certaine.

Il était grand temps qu'en Angleterre M. Lister, et en France M. Alphonse Guérin, fissent une révolution. Heureusement, ce dernier l'a faite à Paris, car c'est là seulement qu'en France elles réussissent.

Voilà, je le confesse, ce que j'ai fait, quant au fond, pendant bien des années. C'est ce que font, sauf quelques variations dans les détails, la plupart des chirurgiens. Quelques-unes de ces variations ont même une certaine importance, car elles sont comme des pratiques nouvelles ; ainsi, la proscription des éponges, la crainte de la charpie qui a séjourné dans les salles, la vulgarisation des liquides antiseptiques, toutes choses excellentes qui ont certainement une part très honorable dans l'amélioration des pansements.

Du reste, pour être juste, je dois dire que depuis environ dix ans, l'insuffisance et les dangers des moyens classiques décrits plus haut ont frappé l'esprit des chirurgiens, et que de cette préoccupation sont nées nombre de pratiques dont beaucoup sont excellentes, entre autres celles dont j'ai parlé plus haut. Mais il faut arriver à MM. Lister et Guérin et à la méthode de Bordeaux, pour voir les statistiques sérieusement influencées par des progrès incontestables.

De ce qui précède il ressort que c'est surtout la suppuration qu'il faut craindre, car elle est l'origine de tous les dangers.

Or, l'expérience nous apprend que nombre de lésions que je nomme *les plaies internes* guérissent rapidement et sûrement sans suppuration, parce qu'elles sont placées dans les profondeurs des tissus. Plaçons donc nos opérés ou nos blessés dans ces conditions puisqu'elles sont les meilleures. Affrontons solidement les éléments organiques violemment séparés ; je dis solidement, car on ne peut considérer comme un mode sérieux d'affrontement la suture entrecoupée et les bandelettes de diachylon que chacun sait. Ainsi nous fermons nos moignons et nos plaies de façon à les garantir le plus possible contre le contact de l'air qui en est l'ennemi. La guérison sûre et rapide est à ce prix.

Il faut donc qu'il soit établi que le premier soin du chirurgien en face d'une grande plaie opératoire ou autre, si la nature de la section et l'état des téguments le permettent, doit être d'affronter les parties similaires et de les maintenir solidement en contact pendant le temps nécessaire à la réunion primitive.

Considérer l'affrontement comme la première condition de la guérison des plaies, c'est insister sur la nécessité d'éviter la suppuration, nécessité énoncée plus haut. Il vaut donc peut-être ici la peine d'examiner les mérites et les dangers de celle-ci.

La suppuration est une *humeur* et comme telle elle a été honorée en ces temps éloignés où les humeurs jouaient un grand rôle. Il était bon de laisser suppurer ; au besoin on provoquait la suppuration, et sous le nom d'*émonctoire* on posait des cautères, des sainbois, des sétons et des vésicatoires à longue durée ; on faisait

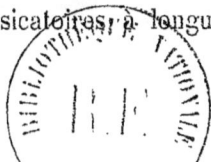

même suppurer le derrière des oreilles des petits enfants. Bien mieux les dames de la Halle portaient ce qu'on nommait pittoresquement un cautère en sautoir, bras gauche et jambe droite, pour expulser les humeurs des deux côtés à la fois ; c'était la défense contre l'âge critique. Enfin dans les maisons professes toute jeune fille se consacrant au Seigneur était gratifiée d'un cautère qui, joint à l'infusion de nénuphar, devait la défendre contre les passions. Ces temps ne sont plus ; le commerce des feuilles de lierre, des pois perfectionnés et des onguents suppuratifs a rejoint dans l'oubli celui des sangsues.

S'il est difficile de découvrir les avantages qu'on retirait de ces pratiques, il n'est pas malaisé de reconnaître leurs dangers ; l'infection purulente, les érysipèles et les épithéliomas n'avaient qu'à choisir leurs victimes.

Certes, en pratique, nous faisons plutôt ce que nous pouvons que ce que nous voulons, et il est bien des plaies que nous ne pouvons pas empêcher de suppurer. Mais puisque nous savons les dangers que courent alors nos malades, puisque nous sommes certains qu'entre le pus qui n'a pas subi le contact de l'air, et celui qui infect et grouillant mérite si bien son nom (car *pus* vient de *puer* ou réciproquement), il peut y avoir la différence de la vie à la mort, défendons les plaies contre l'air qui les souille. Les topiques et les méthodes ne nous feront pas défaut dans ce but.

2° Production de la lymphe plastique.

La deuxième condition de la guérison c'est qu'entre les parties juxtaposées et solidement maintenues, il se produise une sécrétion qui, après avoir uni les éléments séparés, deviendra semblable à eux. Entre les os, c'est le cal qui, né du sang épanché, durcit peu à peu et devient un os lui-même. Entre les parties molles c'est aussi un cal, mais qui ne s'infiltre pas d'éléments solides, né comme lui soit du sang, soit de ces parties elles-mêmes, il demeure mou, et ainsi que lui, il devient semblable aux parties qu'il unit. Cette sorte de cal commence par être la lymphe plastique, ou coagulable.

Si j'en fais une condition de la guérison des plaies c'est que de même que le cal auquel je l'assimile, elle peut manquer. Il n'est pas rare en effet de voir, sous l'influence de causes générales, soit le cal, soit la lymphe plastique ne pas présenter les conditions de quantité ou de qualité nécessaires à la réparation ; c'est ici qu'il sera nécessaire au praticien de faire appel à ses connaissances médicales.

Si nous ignorons comment cette lymphe s'organise et se transforme, nous savons très bien comment cette transformation devient impossible : c'est quand l'air demeurant en contact avec les surfaces saignantes des éléments séparés, la suppuration s'empare de la plaie. Alors plus de lymphe coagulable, partant plus de réunion primitive. La guérison est possible sans doute, mais au prix des chances, des dangers et des longueurs que la reconstitution des tissus, par prolifération secondaire, entraîne avec elle. Craindre le contact prolongé de l'air atmosphérique est donc aussi une condition importante. C'est l'influence de cet agent que nous allons étudier.

3° Préservation du contact de l'air.

L'air nuit aux plaies, nul ne le conteste. Il n'est besoin, pour le prouver, que de rappeler l'énorme différence de rapidité de guérison entre une opération sous-cutanée et une opération à ciel ouvert et les beaux travaux de M. J. Guérin.

De plus, que fait la nature?... Elle recouvre la plaie d'une croûte, et la cicatrisation se fait à l'abri de cette protection. Que fait le chirurgien dans une pratique aussi vieille que la chirurgie?... Il supplée à la croûte en appliquant sur la plaie un corps gras ou visqueux. Ici c'est le cérat, là un onguent, ailleurs un emplâtre quelconque dont le but réel n'est autre que la protection contre l'air ambiant; de là à l'occlusion qui donne les admirables résultats que l'on sait, il n'y a qu'un pas. Il est donc établi que l'air nuit aux plaies.

Comment l'air est-il nuisible?... Il est, comme chacun sait, un composé chimique à éléments déterminés et aussi un véhicule d'éléments inorganiques ou organiques de nature variée. Il est en un mot plus ou moins pur. L'expérience démontre que les plaies guérissent mieux à la campagne, et le plus mal dans les hôpitaux où les éléments que l'air charrie sont plus nombreux que nulle part.

Nous savons mal, dans la pratique chirurgicale, si un milieu gazeux, autrement composé que de 79 parties d'oxygène et 21 d'azote, serait préférable. Il serait en tout cas chimérique, au point de vue de l'usage quotidien, de chercher à se passer de l'air et à le remplacer par un autre composé ou un autre élément de nature gazeuse.

On a proposé avec des avantages quelquefois considérables plusieurs liquides : l'eau, l'huile, l'alcool, etc., mais ces milieux dont l'usage doit être constant jusqu'à la guérison complète sont d'un emploi peu pratique. Ils n'agissent du reste que par occlusion, cela est probable.

L'atmosphère phéniquée de M. Lister est aussi un milieu artificiel dont les avantages sont importants, mais son application n'est pas toujours facile.

L'air est, avons-nous dit, le véhicule d'éléments inorganiques et surtout organiques de natures diverses ; parmi ces derniers qu'on suppose les plus nuisibles, les germes végétaux et animaux, les cellules épithéliales et autres éléments d'origine animale tiennent la plus grande place. Depuis MM. Pasteur et Tyndall, la science est fixée sur ce point, et il est reconnu que la pureté de l'air est en raison de la quantité de ces éléments.

Rapprocher le plus possible de cette idéale pureté l'air qui baigne les plaies, est l'idée mère des deux méthodes qui guérissent le plus de malades et se partagent aujourd'hui la faveur des chirurgiens. M. Lister détruit les germes apportés par l'air. M. Guérin, filtrant cet air au travers du coton, les empêche d'arriver au contact des plaies.

Quelque grand que soit le rôle de ces deux modes de protection, nous verrons plus tard avec MM. Gosselin et Pozzi s'ils méritent, comme le croient leurs savants promoteurs, la première place dans leurs préceptes; nous verrons aussi, que dans tous les cas où par l'absence d'une quantité suffisante de tégument externe une plaie ne peut être protégée par un affrontement parfait, cette première place ne saurait leur être contestée.

Il résulte de ce qui précède, que la préservation des plaies du contact de l'air est une des conditions les plus importantes de leur rapide guérison.

Si, poussant plus loin l'analyse, nous recherchons quels sont, parmi les éléments que charrie l'air, ceux qui sont dangereux, il sera permis de penser qu'il faut surtout craindre les éléments qui émanent d'autres malades, particulièrement des malades qui suppurent, et après ceux-là, ceux qui viennent d'autres hommes agglomérés en quantités plus ou moins grandes. C'est la conclusion qu'il est permis de déduire de ce fait, que dans les hôpitaux les opérations réussissent le plus mal, mieux dans les villes, parfaitement dans les campagnes.

Mais je ne m'attarderai pas à faire de la théorie pure. Peu importe, en fait, la nature spécifique des éléments dangereux que l'air charrie, nous n'en devons retenir qu'un point : c'est que l'air est nuisible aux plaies, et qu'il faut de notre mieux les soustraire à son action.

L'expérience démontre que l'acide phénique détruit tous les germes [1] et que le coton les retient tous au

(1) M. le prof. Verneuil emploie dans le même but, et avec le même succès, l'acide thymique.

passage. Peu importe ici que les innocents périssent
avec les coupables.

L'expérience démontre aussi qu'un affrontement
parfait tel que nous le mettons en usage à Bordeaux,
soustrait absolument à son contact les plaies chez
lesquelles cette pratique est possible. Aussi ces trois
méthodes sont excellentes, et en ce qui les concerne, la
théorie est en parfait accord avec une pratique déjà
considérable.

4° Sortie facile des sécrétions des plaies.

Toute plaie, récente ou ancienne, opératoire ou
accidentelle, laisse s'écouler une certaine quantité de
liquides ; assurer le facile écoulement de ces liquides
est une condition très importante de la réunion
primitive.

L'hémostase obtenue par la ligature des vaisseaux, les
capillaires laissent encore s'écouler une notable quantité
de sang ; je dirai en passant que si l'on a employé
la bande d'Esmarch, cette quantité peut être assez
considérable, c'est ce qui m'a fait renoncer à son
usage.

L'écoulement ordinaire, après une opération régulière, est loin d'être un obstacle à la réunion primitive,
aussi n'est-ce pas lui que j'ai en vue ; mais le fond de la
plaie qui est quelquefois anfractueux et la section osseuse
quand il s'agit d'une amputation, laissent s'écouler
des liquides variés, ou plutôt le même liquide, qui de
sang devient pus en passant par la sérosité sanguinolente ou la sanie que tous les chirurgiens connaissent.
Ici le drain, ou tube de Chassaignac, pour lui donner,

avec M. Lister, le nom de l'éminent chirurgien français
qui l'a inventé, rend d'inappréciables services.

La réunion étant assurée entre les parties des plaies
qui peuvent être réunies, ce tube permet l'écoulement
des sécrétions des parties dont il faut attendre la
réunion secondaire. Poussés par le vis à tergo au fur
et à mesure de leur sécrétion, les liquides s'écoulent
lentement sans que, quoiqu'on l'ait dit, son calibre
s'oblitère jamais.

Pour moi, le meilleur écoulement est obtenu, s'il
s'agit d'une amputation ou d'une ablation de tumeur,
par un drain de gros calibre placé transversalement
dans la profondeur de la plaie, et fixé en anse au
dessus d'elle. Je donnerai plus loin les détails du mode
d'emploi.

Je trouve le drain très supérieur aux tubes de métal
ou de verre qui rappellent l'antique tube d'argent
pertuisé de Guy de Chauliac, et surtout à la mèche de
charpie que j'ai vue devenir un véritable bouchon. Si
de tous temps et avec toutes les méthodes on a cherché
à assurer l'écoulement des liquides, rien n'a jamais
été comparable au tube de Chassaignac.

Si je considère comme une condition de la réunion
primitive le libre écoulement des sécrétions des plaies,
je n'ai pas la pensée que ce soit là une condition
indispensable. Il est en effet nombre de plaies opératoires, qui cicatrisent par première intention et qui,
par suite, ne sécrètent aucun liquide.

Je crois cependant, bien que j'aie vu des amputations
d'avant-bras guérir ainsi, par première intention,
et qu'il y ait dans la science des exemples de

guérisons semblables pour des amputations d'un ordre
plus élevé; je crois, dis-je, qu'il n'y faudrait pas
trop compter sous peine d'avoir des déceptions; ce
sont ces déceptions qui, je puis le dire en passant, ont
porté un coup funeste à la recherche de la réunion
primitive dans l'esprit de nombre de chirurgiens français
des plus considérables. A ce moment cependant, en
Angleterre et dans d'autres pays, ce mode de guérison
rendait comme aujourd'hui les services les plus
grands.

5° **Absence de tout corps étranger entre les lèvres des plaies.**

L'organisation de la lymphe coagulable, ou du tissu
connectif qui amène la réunion primitive, ne saurait
se concilier avec la présence dans la plaie de corps
étrangers. Cette proposition est trop élémentaire pour
qu'il soit utile de la développer ici.

Il est cependant des corps qu'on peut considérer
comme étrangers dont nous devons examiner l'action.

Les esquilles osseuses privées de périoste doivent
être soigneusement extraites; celles qui possèdent
encore cette membrane peuvent n'être pas privées de
vie. Je crois cependant qu'il est préférable de ne pas
courir la chance de leur conservation.

Le sang en nappe ou en quantité très modérée n'est
pas corps étranger, mais s'il constitue un caillot d'une
certaine dimension, ou s'il sort à même d'une artériole
ouverte, si petite que soit celle-ci, il acquiert ce caractère
et devient un obstacle à la réunion primitive; cela
explique le précepte de l'hémostase aussi complète

qu'il est possible, sur lequel je reviendrai plus loin. Il
est des corps étrangers qui sont indispensables, ainsi
les ligatures. Je n'hésite pas à considérer comme un
grand progrès les ligatures en catgut ou en toute autre
substance rapidement dissociable; de quelque nature
qu'ils soient, le précepte de réunir tous les fils dans
un angle de la plaie est bien connu; je dois cependant
insister sur sa nécessité.

J'ai dit plus haut le mode d'écoulement des sécrétions
des plaies que je considère comme devant être préféré;
je n'y reviendrai que pour dire que, par sa situation,
le drain n'est pas un corps gênant. Il est placé en un
point de la plaie où le chirurgien n'a pas à rechercher
la réunion primitive, et par suite, il ne saurait
l'empêcher.

J'ajouterai que, par sa nature même, le tube en
caoutchouc vulcanisé paraît s'accommoder très bien
avec les tissus; tous les chirurgiens le savent. Ainsi,
j'ai une fois extrait des profondeurs d'une aisselle un
drain de 10 à 12 centimètres de longueur, qui y avait
été comme oublié pendant trois mois; un petit trajet
fistuleux était la seule manifestation de sa présence.
Les fils à suture sont aussi des corps étrangers nécessaires. Malgré l'innocuité relative des fils d'argent,
les fils de catgut que M. Pozzi emploie d'habitude
aujourd'hui leur sont supérieurs. Malheureusement, si
on trouve des fils d'argent partout, il n'en est pas
de même des fils de catgut.

Je ne citerai que pour mémoire une pratique dont
l'usage, à mon sens, doit être restreint à quelques cas
rares et particuliers. Je veux parler de l'interposition

entre les lambeaux de gâteaux de charpie ou de coton,
ou du bourrage du fond des plaies avec ces corps.
Il est évident qu'ils rendent toute réunion primitive
impossible. Les malades peuvent n'en pas moins
guérir, mais dans d'autres conditions.

6° Protection des plaies contre les agents extérieurs.

Je considère comme une des conditions d'une réunion
primitive rapide une protection convenable des plaies.
Expliquons ce qui doit être entendu par ces mots.

La sécrétion de la lymphe coagulable est l'œuvre des
capillaires. Or, si ces vaisseaux sont soumis, par suite
des variations de la température, à des alternatives de
resserrement et de dilatation, cette sécrétion ne saurait
se faire dans de bonnes conditions.

Une chaleur moyenne entretenue autour d'une plaie
est à mon sens chose excellente, et je n'hésite pas à
attribuer une bonne part des succès de M. Alphonse
Guérin à l'admirable protection des plaies par la
forte couche d'ouate dont ce chirurgien les couvre;
aussi j'estime qu'on ne saurait se passer d'une couche
de coton qui, pour remplir seulement ce but, n'a pas
besoin d'être aussi épaisse.

Entretenir une température à peu près constante
autour des plaies dont on veut obtenir la guérison,
peut être réalisé de bien des manières. Celle que je
viens de dire me paraît la plus simple.

Il est entendu que sous ce chef : protection des
plaies contre les agents extérieurs, je ne saurais com-
prendre l'air et ce qu'il renferme, puisque j'en ai déjà

parlé. Après lui, la température est l'agent extérieur
principal.

Les chocs, les mouvements inutiles, sont des
actions extérieures qu'il est à peine utile de mentionner.

7º Bonne alimentation du malade.

Le temps est déjà lointain où la crainte d'une fièvre
dite traumatique, que nous ne connaissons plus à
Bordeaux, condamnait les opérés et les grands blessés
à une diète rigoureuse. Les Anglais et les Américains
nous ont précédés dans cette voie; mais je crois qu'en
France il est aujourd'hui bien peu de chirurgiens qui
n'alimentent pas ces sortes de malades.

J'ai vu ce temps et beaucoup avec moi, où le
bouillon de poulet était lui-même un excès. Nous
le remplaçons aujourd'hui par les côtelettes et le
vin vieux, au grand avantage des malades.

De quelque nature que soit le travail de réparation,
ce travail demande des matériaux : une bonne alimentation seule peut les fournir, la viande et le vin doivent
en être les bases. Ainsi, les opérés et les grands
blessés perdent à peine quelques livres de leur poids.
Bien mieux, les amputés pour tumeurs blanches,
affranchis d'un vieux foyer de suppuration, engraissent
presque tous.

8º Bonne hygiène physique et morale.

J'insisterai peu sur cette condition, car les chirurgiens
s'entendent à son sujet. Du reste, rien de complexe
comme ce qu'on nomme l'*hygiène des blessés*. Ce

qu'on sait, c'est que ceux-ci guérissent mieux dans des milieux salubres. La réunion primitive est chose délicate; aussi dans les hôpitaux dont l'habitation est la pire des conditions, devons-nous insister sur l'amélioration relative du milieu. Un grand progrès a été certainement fait, mais il reste encore fort à faire, en France surtout.

M. Lister, en Angleterre, est arrivé à réaliser des conditions de salubrité que nous devons rechercher aussi et dont l'acide phénique n'est pas le seul élément.

Entourer les opérés ou les grands blessés de l'air le plus pur, et le plus souvent renouvelé qu'il est possible : telle est l'idée générale qui doit guider le chirurgien; et s'il a quelque souci de la réunion primitive, il doit laisser au public la peur classique des courants d'air. Se préoccuper du moral de ses malades, a aussi une importance. Il faut en effet reconnaître que, particulièrement dans les hôpitaux et dans les ambulances, on se préoccupe trop peu de ce sujet. Certes, ni le chirurgien ni des élèves intelligents ne se feront un jeu de la terreur des malades. Mais l'indifférence de l'entourage ordinaire n'a pas de limites; et à quelques pas des opérés, les malades ou le personnel parlent de la mort avec un déplorable laisser-aller.

II

Je viens d'exposer les conditions nécessaires ou utiles de la réunion primitive; je vais maintenant décrire les trois méthodes dont elle est, à mon sens, le principal élément.

1° Pansement de Lister.

Je ne saurais mieux faire que d'emprunter la description qui suit à l'excellent travail de mon honorable collègue à la Société de Chirurgie de Paris, M. Lucas-Championnière ([1]).

Détruire les germes que l'air charrie et dépose sur les plaies est le but à atteindre.

. . . .

Les germes qui se rencontrent partout dans l'atmosphère se rencontrent partout à la surface des corps qui y sont plongés; aussi, tout ce qui doit venir au contact d'une plaie doit être purifié des germes, des organismes vivants déposés à la surface.

Certains objets surtout contiennent de ces organismes vivants développés en plus grande abondance, comme les éponges, par exemple, et les objets usuels où peuvent séjourner des matières putréfiables.

Tous ces objets seront préparés de façon à être ramenés à un état de salubrité parfaite, à être privés d'êtres vivants et de germes; et ce résultat sera obtenu en plongeant les parties dans un bain fermenticide.

Deux solutions aqueuses jouent un grand rôle dans le pansement : la solution d'acide phénique à 5 grammes pour 100 grammes d'eau, ou solution forte, et la solution à 2^{gr}50 pour 100 grammes d'eau, ou solution faible.

Les instruments sont plongés assez longtemps avant l'opération dans la solution forte. Il est bon de frotter leur surface avec un linge ou une éponge pour les humecter dans toute leur étendue et dans toutes les anfractuosités.

Les éponges sont maintenues en permanence dans cette

([1]) *Chirurgie antiseptique*, etc., etc.; [Dr Just Lucas-Championnière. Paris, Baillière, 1876.

solution forte. Avant de les remettre à l'opérateur on doit les exprimer avec soin.

Tout objet devant être mis en contact avec la plaie ou ses environs sera purifié de même.

Le champ opératoire, le point où l'opération sera faite et les parties voisines seront nettoyés avec soin au moyen d'une éponge imprégnée de solution forte.

. . . .

L'action de l'eau phéniquée forte est suffisante pour les instruments; la précaution de les frotter est utile cependant, parce que l'eau glisse à leur surface, et les anfractuosités contiennent quelquefois des matières putrides. Pour le cas de certains instruments à extrémités irrégulières, pour les daviers, par exemple, M. Lister juge utile de les plonger dans de l'huile phéniquée contenant un dixième d'acide phénique.

Les mains de l'opérateur et de ses aides qui viendront au contact de la plaie et des instruments doivent être purifiées à leur tour, et toutes les fois qu'elles seront sorties pour une cause quelconque de l'atmosphère phéniquée où on doit opérer, elles devront être purifiées à nouveau. Pour cela la solution forte réellement caustique n'est pas nécessaire. Les mains étant proprement tenues, il suffit de les plonger dans la solution faible.

. . . .

Ainsi, toutes les précautions sont prises, tout ce qui touchera la plaie est aseptique, privé d'éléments de septicité. Mais, au cours de l'opération, l'atmosphère versera sur la plaie, sur l'opérateur, sur les instruments des torrents de germes qui ne pourront être neutralisés à temps. Pour obvier à cela, M. Lister avait d'abord cherché à défendre de son mieux la plaie de l'accès de l'air libre, opérant derrière une compresse recouverte d'huile phéni-quée, recouvrant la plaie le plus rapidement possible, etc. Mais tout cela lui parut insuffisant, jusqu'au jour où il eut l'heureuse idée de créer autour de la plaie, du champ opératoire, une atmosphère antiseptique. La pulvérisation de l'eau phéniquée en un jet puissant au-dessus du champ opératoire lui a permis de réussir pleinement.

. . . .

Cela dit, au cours d'une opération, point d'autres
précautions spéciales. Les éponges sont imbibées de solution faible, si l'on veut, au cours de l'opération; mais
lorsque celle-ci sera terminée, il faudra opérer des lavages
avec la solution forte. Ces lavages donnent au sang et
aux muscles une couleur grise ou chocolat clair et carac-
téristique, et c'est là une précaution capitale à ne point
négliger.

Lorsqu'on aura terminé celle-ci, il faudra continuer à
entretenir autour de la plaie une atmosphère antiseptique,
et c'est là le but qu'on poursuit avec la gaze antiseptique,
élément essentiel du pansement.

La plaie devra vivre dans une sorte de fourreau cons-
titué par cette gaze, de la consistance de notre tarlatane
commune. Elle est imprégnée de résine et de paraffine
mélangée d'acide phénique; elle cède l'acide phénique qui
se volatilise peu à peu, surtout au contact des corps
chauds. En recouvrant cette gaze d'une toile imperméable,
on limite à la plaie l'atmosphère phéniquée; on maintient
cet acide phénique autour de la plaie. En outre, on est
assuré que les liquides versés par la plaie devront parcourir tout le pansement pour arriver à l'air libre. S'il en
était autrement, ils parcourraient la gaze tout droit pour
arriver à l'air. Là, ils s'infecteraient par l'accès des
germes, et si le trajet était court, l'infection pourrait se
propager aux liquides à travers le pansement, quoiqu'il
fût antiseptique.

Il résulte de cette disposition un phénomène curieux et
facile à observer. Quand on défait un pansement lors des
premiers jours, il y a généralement beaucoup d'écoulement. S'il s'agit, par exemple, d'un membre qui repose
sur un coussin, celui-ci, imprégné de liquides à l'air libre,
peut répandre une mauvaise odeur. On défait le pansement
d'où s'est fait tout cet écoulement; il contient du liquide
en plus ou moins grande abondance; ses feuillets en sont
tachés, imprégnés, mais il ne répand aucune odeur.

On renouvellera ce pansement avec la précaution de la
pulvérisation, en lavant les plaies avec la solution forte

au début, plus tard avec la faible, suivant que l'on craint ou ne craint pas une irritation trop vive de la plaie. On le renouvellera selon l'abondance de l'écoulement des liquides surtout; souvent au début, tous les jours s'il le faut; puis, tous les deux jours, et de plus en plus rarement.

De cette façon, sont réalisées les conditions relatives aux germes.

. . . .

Comme je l'ai dit plus haut, le pansement doit obéir à d'autres indications. *La première, sans doute la plus importante, est celle du drainage.* Les liquides doivent toujours, et de tout point, s'écouler facilement au dehors. M. Lister assure toujours cette condition, choisissant d'abord ses procédés, s'attachant de préférence à ceux qui permettent un écoulement facile; *puis il pratique la réunion immédiate de la plaie,* mais il laisse en plusieurs points une ouverture assez étroite; il placera, dans ces points, des tubes à drainage. On peut dire que M. Lister ne pratique jamais un pansement sans mettre les *tubes de Chassaignac,* comme il a la gracieuseté de les appeler dans son service, pour rendre hommage à notre éminent compatriote; mais il les emploie d'une manière un peu différente de celle habituellement suivie chez nous. Il ne fait pas passer une anse d'un point à un autre; il introduit un tube debout dans l'ouverture, assez long pour se terminer juste au ras de la plaie. A l'extrémité externe sont fixés deux fils destinés à le retenir et à le tirer au dehors à chaque pansement.

. . . .

A chaque pansement, on retire les tubes à drainage; on les lave dans une solution forte pour les débarrasser du sang ou des matières puriformes qu'ils contiennent; puis, chaque fois, il faut diminuer leur longueur, car la plaie se répare rapidement dans la profondeur, et les chasse en quelque sorte. Après les avoir coupés, on les remet en place. Il faut aussi les remplacer par des tubes de plus petits calibres, s'ils sont volumineux, et diminuer peu à peu.

Lorsque l'on voit qu'il ne se fait plus d'écoulement du

tout, on retire le tube et la plaie extérieure se ferme; il faut toutefois se garder de le retirer trop tôt, car les liquides s'accumuleraient très vite et feraient des abcès.

Il faut recommander absolument d'employer des tubes assez volumineux. Leur paroi doit être très épaisse, sans quoi ils s'affaissent, et leur propriété de drainage devient illusoire.

Il est bon de les placer à l'avance dans un vase contenant de l'eau phéniquée forte; le caoutchouc s'imbibe très bien d'acide phénique et reste absolument aseptique, même quelque peu antiseptique.

D'autres précautions restent à prendre pour assurer l'écoulement des liquides. Il faut prendre garde à la position des membres, ne pas élever les moignons autant qu'on le fait généralement. A chaque pansement, il faut s'assurer que l'écoulement se fait bien, presser sur les lèvres de la plaie; si on suppose l'existence de culs-de-sac, les presser doucement avec une éponge; si des points de suture semblent trop serrés, les couper; si même, sur l'un d'eux, on voyait des traces manifestes d'inflammation, il ne faut pas hésiter à plonger la pointe d'un bistouri et à faire sortir les quelques gouttes de pus accumulées, et à placer un petit tube à drainage. Je l'ai fait avec succès.

. . . .

M. Lister cherche la réunion la plus rapide possible des plaies, aussi *fait-il toujours immédiatement une suture des lèvres de la plaie.* Cette suture est généralement faite avec le fil d'argent, et ressemble à toutes les sutures à points séparés, dites entrecoupées. *Mais, en outre, il applique volontiers une suture profonde,* constituée par un grand fil d'argent qui vient s'enrouler à ses deux extrémités, sur une plaque de plomb, après l'avoir traversée. Lorsque celle-ci est serrée, elle supporte tout l'effort; la tension et le gonflement ne se manifestent pas sur les lèvres même de la plaie dont la réunion est obtenue plus rapidement et plus solidement.

M. Lister coupe très promptement les fils pour éviter la tension des parties qu'ils maintiennent. Mais, pour que celles-ci ne soient pas absolument privées de soutien, il

laisse souvent les fils en place. Cela donne un peu d'appui
aux lèvres de la plaie.

. . . .

La ligne de réunion, les angles de la plaie laissés libres
ne doivent point, conformément aux principes que nous
avons établis, être atteints par des substances irritantes,
sous peine de formation de granulations et de suppuration. On peut et on doit sans doute les laver, au pansement,
avec des solutions même fortes, mais il ne faut pas que
des substances irritantes restent en contact avec les points
dénudés. Or, le pansement va dégager de l'acide phénique
constamment. Pour interdire son action sur ces parties
dénudées, on emploie le *protective*. Il a été assez difficile
de réaliser la fabrication de ceci : étoffe de soie très mince,
sorte de taffetas gommé, revêtu de vernis copal et de
dextrine, absolument imperméable à l'acide phénique.
Cette étoffe verte et souple est placée exactement sur la
plaie; on en coupe une bande étroite dépassant très peu
les limites de la plaie, et on met par dessus la gaze
antiseptique. Voici, du reste, comment on procède au
pansement et à la disposition de ses parties constituantes.

Le morceau de *protective* taillé est mouillé dans l'eau
phéniquée faible pour le débarrasser de tout germe, car il
n'a lui-même aucune propriété antiseptique. On le place
sur la plaie, il ne doit la dépasser que très peu, pour que
les liquides arrivent le plus immédiatement possible à la
gaze, à la substance antiseptique. Puis on prend quelques
fragments de gaze antiseptique, on les trempe dans la
solution faible, et on les place directement sur le *protective*. Cette précaution est nécessaire, ien que la substance
soit antiseptique, parce que la gaze ne cède l'acide
phénique que lentement, et des germes peuvent s'être
déposés, pendant l'exposition à l'air, qu'il est nécessaire
de détruire immédiatement.

Pour la même raison, on mouille légèrement, avec la
même solution faible, la surface du pansement qui s'ap-
pliquera sur la peau.

Cette dernière pièce principale du pansement se com-
pose, en général, de huit feuilles de gaze superposées.

Entre la septième et la huitième feuille on place l'imperméable ou *Mackintosh* avec la surface lisse tournée vers la plaie. Le pansement doit couvrir une étendue considérable au delà de la plaie, la dépasser largement.

Le pansement doit pouvoir être croisé, autant que possible, en avant des plaies, de telle sorte que les liquides en s'écoulant ne trouvent pas de solution de continuité et doivent parcourir la plus grande étendue possible du pansement.

L'imperméable doit être placé entre les dernières feuilles du pansement, parce que sans cela il ne fait pas assez corps avec lui, il forme des godets sous lesquels l'air passe, s'infiltre, et on a des phénomènes d'infection dans le pansement qu'on évite par cette précaution.

Le pansement sera fixé en place à l'aide de bandes faites de la gaze antiseptique; ces sortes de bandes sont d'une commodité extrême, ne glissent pas, elles sont très solides et résistantes. Cette résistance est telle que l'on peut, pour certaines résections, celles du coude surtout, se passer d'attelles en adaptant ces bandes convenablement; on les fixe avec des épingles anglaises, ou en nouant deux bouts déchirés.

. . . .

Toutes les ligatures ont été faites perdues dans la plaie, comme je vais le dire tout à l'heure, et le pansement est placé. Que reste-t-il à faire pour continuer le traitement du blessé?

On immobilisera de son mieux le point blessé en conseillant la position qui favorise le plus l'écoulement. On renouvellera le pansement en général au bout de 24 heures, plus rarement au bout de 48.

En effet, pour peu que la plaie ait une certaine étendue, elle donne lieu à un écoulement de sérosité considérable. Cet écoulement immédiat, abondant déjà après toute grande opération, est plus grand peut-être après celles effectuées par cette méthode, probablement en vertu d'une action spéciale de l'acide phénique sur les tissus.

On découvrira cette fois la plaie en prenant les mêmes précautions pour l'atmosphère, les mains, les instruments.

Puis on verra si les parties sont tendues. Si elles ne le sont point, on peut laisser les tubes en place pour ce premier pansement. Si elles sont tendues, il faut les retirer pour les vider des caillots ; par de douces pressions, s'il y a quelques liquides accumulés, on les fera sortir.

On lave légèrement la plaie ou le moignon avec la solution forte. Si elle était irritée, même légèrement, on emploierait la solution faible ; puis on replace soigneusement les tubes. On examine avec soin les points de suture pour les relâcher s'il est nécessaire. Puis, comme pour le premier pansement, on place :

1° Le *protective,* après l'avoir trempé dans la solution faible ;

2° Quelques morceaux de gaze humectés d'un peu de solution faible ;

3° Le pansement, huit feuilles de gaze : entre les deux dernières feuilles, l'étoffe imperméable ;

4° La bande de gaze.

Ce pansement doit dépasser beaucoup la région opérée.

Le pansement n'est pas un *pansement rare,* il est fait au début souvent, et plus tard plus rarement. Ce qui guide surtout pour le lever, c'est l'abondance de l'écoulement. S'il y avait quelque douleur, il serait encore indiqué de le lever.

Quand l'écoulement se fait à l'extrémité du pansement et le tache, il est prudent de le lever pour éviter toute chance de propagation de putréfaction.

Si l'on voyait apparaître quelque odeur, il faudrait être absolument en défiance, car le pansement ne doit jamais avoir d'odeur.

Pour ne pas prolonger outre mesure cette citation, je renvoie pour les détails au livre de M. Lucas-Championnière.

2° Pansement de M. Guérin.

L'idée générale qui a guidé l'éminent chirurgien de l'Hôtel-Dieu de Paris est la préservation des plaies de tout contact avec les éléments que l'air charrie. Les germes ne sont plus détruits, ils sont arrêtés au passage dans les mailles inextricables de l'ouate. Tous les chirurgiens connaissent les excellents résultats de cette méthode qui se généralise de plus en plus.

M. Alphonse Guérin a bien voulu me faire tenir une note rédigée sous ses yeux par un de ses anciens internes, M. Mossé.

Voici cette note qui est, je crois, l'expression la plus complète de la pratique du chirurgien de l'Hôtel-Dieu, sans excepter son discours prononcé à l'Académie de Médecine dans la séance du 7 mai 1878. Ces deux documents peuvent, du reste, se compléter l'un par l'autre (¹).

Le pansement ouaté de M. Alphonse Guérin n'est pas un simple pansement à l'ouate. Le chirurgien de l'Hôtel-Dieu a posé des règles et des indications rigoureuses qui constituent une vraie méthode dont il ne faut point se départir, si l'on tient à ne pas s'exposer à des mécomptes.

Il peut être employé dans tous les cas de plaies dues à un traumatisme accidentel ou chirurgical; il est principalement utile à la suite des amputations, résections, fractures ou luxations compliquées, ouvertures des gaînes synoviales, plaies par écrasement des extrémités, — enfin brûlures.

Le pansement ouaté peut être appliqué sur toutes les parties du corps; toutefois, sur le thorax et sur le tronc, la compression qu'il nécessite constitue une certaine difficulté, excepté cependant chez les femmes qui sont habituées à avoir la taille serrée dans un corset.

Les conditions multiples que cherche à obtenir le chirurgien, dans le pansement des grandes plaies, se trouvent, on peut le dire, presque toutes réunies par un

(¹) Voir aussi Raoul Hervey; *Archives de Médecine*, 1871. Thèse inaugurale du même, 1873.

appareil ouaté régulièrement appliqué. Voici comment
sont résumés, par M. Guérin, les avantages de sa
méthode :

1° *Filtration de l'air* par l'intermédiaire de l'ouate
empêchant les miasmes d'arriver jusqu'à la plaie et ne
laissant passer que l'air dépouillé de germes ;

2° Compression élastique régulière ;

3° Immobilisation dans une position favorable ;

4° Création d'un milieu à température constante à la
surface des moignons ou des plaies (la ouate est un très
mauvais conducteur) ;

5° Rareté des pansements.

Soins préalables et objets du pansement. — De l'ouate en
larges lames, destinées à être divisées suivant les besoins
en lames plus petites, et des bandes en toile : tels sont les
deux principaux éléments d'un appareil ouaté.

L'ouate, dont on se servira, doit être de bonne qualité,
et pour la soustraire autant qu'il est possible aux impu-
retés contenues dans l'air (surtout d'une salle d'hôpital)
qui se déposeraient à sa surface, celle qui va être employée
ne doit être préparée, c'est-à-dire retirée du paquet dans
laquelle elle est enfermée, puis divisée en lames et en
bandes, qu'au dernier moment et immédiatement recouverte d'un drap ou d'une alèze : ainsi, lors de son
application, elle peut être considérée comme « sortant
pour ainsi dire des mains du fabricant ».

Les bandes en toile, qui sont nécessaires, sont des
bandes roulées de six à douze mètres de longueur et de
cinq à six centimètres de largeur. A l'Hôtel-Dieu, dans le
service de M. Guérin, on en emploie huit à dix pour un
pansement ouaté recouvrant tout un membre : il est à
désirer que ces bandes ne soient pas en toile déjà usée,
car, dans les derniers moments de l'application, le
chirurgien déploie une assez grande force, et il pourrait
être exposé, si ces dernières ne sont pas assez résistantes,
à les voir céder dans sa main.

Que la plaie soit accidentelle ou chirurgicale, il faut,
avant toutes choses, bien nettoyer sur toute son étendue
la surface qui sera bientôt enveloppée dans l'ouate.

Autrefois M. Guérin se servait, à cet effet, simplement d'eau tiède d'abord, puis d'un mélange d'eau et d'un liquide antiseptique quelconque (alcool camphré); aujourd'hui il se sert de préférence de solutions phéniquées étendues (solution forte 1/20, solution faible 1/100). Quand ces lavages sont terminés, et que tout est parfaitement propre, l'on essuie et l'on sèche, au moyen de linges doucement appuyés, sur la partie à panser, en ayant bien soin d'aller toujours « dans le sens des veines », afin d'éviter le refoulement du sang vers les parties déclives.

A ces précautions, qui sont communes à tous les cas, il faut en ajouter quelques-unes particulières aux pansements consécutifs aux grandes amputations.

A. M. Guérin ne place plus aujourd'hui d'ouate entre les parties molles et la manchette du moignon, *les bords de celles-ci sont tantôt simplement affrontés, ou bien encore réunis par quelques points de suture quand on veut tenter la réunion par première intention.*

B. Une fois que toutes les ligatures sont faites, il est bon, avant d'appliquer l'ouate, d'attendre quelques instants pour s'assurer que le moignon n'a pas de tendances à saigner : cette précaution est surtout utile à la suite des opérations dans lesquelles on a employé la bande d'Esmarch, comme moyen hémostatique; on sait, en effet, que rien n'est moins rare que les hémorrhagies en nappe après l'ablation de celle-ci.

Avant de commencer un appareil ouaté, il importe de savoir jusqu'à quelle hauteur on le fera monter au-dessus du moignon dans les cas d'amputation; et quelle étendue on lui donnera dans les autres traumatismes.

Après les amputations, le pansement doit remonter jusqu'à une certaine distance au-dessus de l'articulation supérieure; c'est ainsi que dans les amputations de la jambe, de l'avant-bras, l'ouate devra emprisonner tout le membre jusqu'au-dessus du coude et du genou; après les amputations de cuisse, il faut non seulement arriver jusqu'au pli de l'aine, mais encore disposer une bande d'ouate autour de la partie inférieure de l'abdomen et la ramener en couvrant la hanche et le haut de la cuisse jusqu'au niveau de celle qui a déjà été appliquée. — Dans son ensemble, on peut dire que l'on a une sorte de spica ouaté : cette précaution est indispensable si l'on veut non seulement que le pansement ne glisse point, mais encore que les mouvements imprimés au blessé ne permettent pas à l'air d'arriver jusqu'à la plaie sans que sa filtration soit garantie. Par la même raison, après l'amputation du bras, il ne faudra pas s'arrêter à la racine du membre, il faudra d'une manière analogue disposer une ceinture ouatée à la partie supérieure du tronc.

Lorsque le traumatisme n'a pas entraîné la séparation d'une partie du membre blessé, la règle est encore la même : il faut remonter jusqu'au-dessus de l'articulation supérieure, et en outre, tout le segment situé au-dessous du point blessé doit être enfermé dans l'ouate après que le chirurgien a eu placé celui-ci dans la position favorable où il va être immobilisé.

Application du pansement ouaté. — En principe, il est à désirer que cette application ne soit jamais faite dans les salles de l'hôpital; le malade devrait toujours être porté à l'amphithéâtre d'opérations : M. Guérin est resté fidèle à cette manière d'agir pour les amputations et les grandes plaies.

L'application du pansement offre quelques modifications de détails suivant les cas où il est employé; on peut prendre pour type de description celui qui est fait après les amputations.

Les artères liées, l'hémostase obtenue, les lambeaux ou les bords de la manchette *réunis par une suture ou simplement affrontés,* on confie le moignon spécialement à un aide auquel on recommande la plus grande immobilité, tandis que d'autres aides soutiennent le membre, « fixé comme dans un étau. » Le chirurgien applique alors les premières bandes d'ouate; celles-ci, peu longues et larges environ comme la paume de la main, sont placées longitudinalement de façon qu'elles descendent verticalement le long du moignon à partir d'une certaine distance au-dessus de la plaie, sur laquelle elles passent ensuite en la recouvrant pour remonter enfin de l'autre

côté du moignon, parallèlement à la direction initiale :
en un mot, cette bande ouatée forme une sorte d'étrier
pour le moignon. On dispose deux ou trois bandes
semblables et on les fixe par une autre bande à peu près
de même dimension, mais portée circulairement autour
des précédentes (on peut même se dispenser de celle-ci).
On approche alors la grande lame de ouate qui a été
préparée de façon à avoir toute la hauteur nécessaire, et
on la roule circulairement autour du membre blessé, en
évitant de lui imprimer toutes secousses : La quantité
d'ouate employée doit être telle que « le membre ainsi
empaqueté ait acquis le triple de son volume au moins. »
(R. Hervey.)

Cela fait, on commence à rouler les bandes de toile
au-dessus de l'ouate; ce qui constitue, si on veut l'appeler
ainsi, le deuxième temps de l'opération. — Les premiers
tours circulaires doivent être peu serrés; ils ne sont
destinés qu'à maintenir l'ouate et à *dessiner* la forme de
l'appareil; à ce moment une compression forte aurait
l'inconvénient non seulement d'être inégale, mais encore
de faire que la bande se replie *et fasse corde*, selon
l'expression de M. Guérin.

— Les autres bandes sont ensuite enroulées méthodi-
quement, de bas en haut, comme pour la compression
élastique. La constriction exercée par le chirurgien,
faible et modérée au début, devient progressivement plus
forte; enfin, elle doit être très énergique et toujours
également répartie, quand on est sur le point de terminer.
Pendant toute la durée du pansement, les aides doivent
maintenir immobile le membre dans la position que lui a
donnée le chirurgien.

On reconnaît que l'appareil est terminé, quand le
malade n'accuse plus, ou du moins n'accuse que fort peu
de douleur lorsqu'on frappe sur le membre pansé; alors
on fixe, au moyen de quelques points de couture, les
bandes entre elles, afin que les circulaires ne glissent
point les uns sur les autres.

Conservation des membres. — Plaies. — Il y a peu de
choses à ajouter à la description précédente, relativement

à l'application du pansement ouaté, dans les cas où le
chirurgien veut tenter la conservation des membres
blessés.

Dans ces cas, il faut enfermer, comme cela a été dit
plus haut, les membres blessés dans la ouate, en partant
de l'extrémité inférieure ; les doigts ou les orteils
doivent être séparés par de petits morceaux d'ouate, afin
que la compression qu'ils subiront au contact les uns des
autres, quand l'appareil sera terminé, ne soit pas trop
pénible.

Dans les cas de plaie des articulations, d'ouverture des
gaînes, de fracture compliquée, M. Guérin applique
presque toujours un carré d'ouate sur la solution de
continuité ; pour les écrasements des doigts, le chirurgien
de l'Hôtel-Dieu entoure la partie blessée d'ouate, puis il
applique son pansement en le faisant remonter jusqu'au
coude ou jusqu'au genou.

Dans les cas de fractures compliquées, quand la réduction est faite, et les fragments bien affrontés, l'appareil
ouaté *sans attelles* suffit à maintenir une réduction et une
immobilisation complète, quand il a été fait régulièrement ;
mais c'est dans ces cas surtout que le rôle des aides
demande beaucoup de soins et d'attention ; il est indispensable qu'ils maintiennent, « fixé *comme dans un étau,* »
le membre dans la position qui lui a été donnée par le
chirurgien.

Soins immédiats et consécutifs. — Quand le tout est
terminé, on porte le malade dans son lit ; le pansement
doit reposer à plat, sans coussins, sans gouttière ; on
l'entoure d'un cerceau et l'on dispose simplement une
alèze entre lui et les draps, afin que, si du sang ou tout
autre liquide pathologique suintait à travers la ouate et
les bandes, il soit possible de savoir immédiatement à quoi
s'en tenir par l'examen de cette alèze : on devra donc
s'assurer régulièrement si elle est toujours propre.

Dans les quelques heures qui suivent le pansement, il
y a parfois des douleurs qui cessent progressivement ;
il ne faut donc point s'en inquiéter tout d'abord ; mais si
elles étaient trop vives, si elles allaient en augmentant,

il ne faudrait pas hésiter à enlever le pansement qui a été irrégulièrement fait ([1]).

Il n'est pas rare non plus de voir quelques heures, un jour, deux jours après l'application, du sang paraître à la surface du pansement; il faut savoir tout d'abord que l'ouate se laisse très facilement traverser par le sang et par les liquides pathologiques; on ne doit donc point s'alarmer et croire à l'existence d'une hémorrhagie dès qu'on voit une tache rouge sur les bandes superficielles ou sur l'alèze placée au-dessous de l'appareil. — Des faits cliniques très nombreux ont montré qu'une bien faible quantité de sang suffit pour produire ce résultat. Aussi ne doit-on point s'effrayer, et, sans toucher à ce qui a été déjà fait, on doit placer un carré d'ouate un peu épais au-dessus de la tache et enrouler une ou deux bandes de toile, de manière à le fixer en ce point; le plus souvent cela réussit à arrêter l'écoulement du sang; dans le cas où il continuerait, il faudrait défaire le pansement pour s'assurer si quelque ligature n'a pas cédé, ou s'il y en a encore quelqu'une à faire. — Les jours qui suivent l'application de l'appareil, la *température et le pouls doivent être pris très régulièrement matin et soir :* ces deux éléments permettent au médecin de savoir ce que devient la plaie qu'il ne peut voir; si la fièvre est modérée, si elle ne dépasse en durée, ni en élévation, la réaction qui, se manifestant après tous les traumatismes, a été désignée sous le nom de *fièvre traumatique*, on peut être rassuré. Dans le cas contraire, il n'en serait plus de même, il faudrait alors enlever le pansement qui très probablement pèche par quelque endroit.

Trois ou quatre jours après la confection de l'appareil, quand on l'examine en appuyant la main à sa surface, on s'aperçoit qu'il n'offre plus la même résistance que dans les premiers moments : c'est que l'ouate a cédé; il faut alors placer encore une bande circulaire, de façon à régulariser la compression. Cette petite manœuvre sera

[1] « Le plus grand avantage de mon pansement est de faire cesser la douleur. » — Alphonse Guérin.

renouvelée toutes les fois qu'elle sera utile, d'où la nécessité d'examiner les pansements ouatés presque tous les jours; si on néglige cette recommandation, on court le risque que le membre ne soit plus maintenu et l'on perd un des principaux avantages de la méthode.

Durée. — Il n'y a pas de règles absolues quant au temps pendant lequel on doit laisser en place un appareil ouaté; cependant, en moyenne, il faut compter de vingt à vingt-cinq jours; s'il est bien supporté, on peut le laisser plus longtemps; au contraire, s'il est mal toléré, on peut être amené à l'enlever plus tôt. A la longue, l'ouate prend parfois une légère odeur; pour la combattre, M. Hervey conseille de placer dans le lit du malade des sachets contenant des plantes aromatiques ou des poudres anti-septiques. Il ne faut pas oublier que l'appareil ouaté est un pansement rare, et quand il n'y a pas de réaction générale, il ne faut point céder trop facilement au malade et partager le désir qu'il a de voir ce qui se passe sous son appareil.

Au moment de l'enlever (surtout s'il a été fait pour de graves traumatismes), il faut transporter le malade dans une salle spéciale, en dehors des chambres communes. L'appareil doit être défait avec précaution : les couches superficielles d'ouate se déroulent facilement, les profondes sont adhérentes, agglutinées avec la peau par le pus et le sang de la plaie; il faut les défaire avec beaucoup de ménagement, après les avoir arrosées d'eau tiède : jamais on ne doit tirer brusquement sur elles.

L'état de la plaie indique si on doit refaire un autre pansement ouaté, ou au contraire le laisser à l'air en le préservant au moyen de quelques procédés simples.

3° **Méthode de Bordeaux.**

Cette méthode se résume en ces mots :

Étant donnée une grande plaie, hâter sa guérison, diminuer ses dangers en réunissant par première inten-tion tout ce qui peut être réuni et en facilitant la sortie de la suppuration qu'on ne peut empêcher.

Il y a environ dix ans, plus peut-être, à l'hôpital
Saint-André de Bordeaux, mes collègues et moi com-
mençâmes à modifier le mode de réunion des plaies
d'amputations. En ce qui me touche personnellement,
la réunion par la suture à bouchons de Laugier m'avait
indiqué la voie.

Vu le temps écoulé et en l'absence de documents
écrits, il serait bien difficile d'affirmer aujourd'hui quel
est, de MM. Denucé, Labat, Lanelongue, Dudon,
Demons ou de moi, celui qui a fait la première opération en réunissant les éléments qui constituent la
méthode complète que je vais décrire. Il résulterait
cependant d'informations récentes, que dès 1860
M. Labat a commencé à mettre en pratique avec le
plus grand succès quelques-unes des idées qui la
constituent, et qu'en 1869 M. Lanelongue a fait
plusieurs amputations en mettant en [usage les trois
temps du nouveau pansement. C'est à ces applications
et à d'autres dont j'ai perdu le souvenir que je faisais
allusion quand je disais à la Société Médico-Chirurgicale
des hôpitaux de Bordeaux en 1870, après avoir
rapporté ce manuel : « C'est, je crois, aujourd'hui, le
» procédé le plus répandu parmi les chirurgiens de
» l'hôpital Saint-André (1). »

Du reste, ces questions d'origine ont un intérêt
scientifique médiocre, car si la solution d'un problème
sort entière et imperfectible du cerveau d'un mathéma-
ticien, il n'en saurait être de même d'une méthode
dépendant d'une science d'observation. L'origine en

(1) *Bulletin de la Société médico-chirurgicale des Hôpitaux de Bordeaux*, 1870, p. 286.

est toujours confuse, car le fond demeurant le même, les détails se modifient et se perfectionnent de mille façons différentes. Aussi nous ne retiendrons de ces dates que leur époque déjà lointaine.

Ce qui est certain, c'est que la méthode existe aujourd'hui. Si, à Bordeaux, nous différons sur quelques détails sans grande importance, nous sommes d'accord sur l'idée générale que j'ai énoncée plus haut; tous, en un mot, nous recherchons la guérison par première intention.

Je dirai plus: instruits par notre exemple, nos élèves, devenus nos confrères, imitent notre pratique dans le rayon scientifique de cette école, et ont les mêmes succès que nous.

En 1870, je décrivais cette méthode, dès lors complète, comme étant d'usage ordinaire à l'hôpital Saint-André de Bordeaux.

En 1873, je l'exposais au Congrès de l'Association française pour l'avancement des sciences, tenu à Lyon.

En 1874, je la décrivais à la Société de Chirurgie de Paris, avec 26 observations à l'appui.

Enfin, en mai 1877, je lisais, à l'Académie de Médecine, un mémoire basé sur 202 faits.

Pourquoi depuis ce temps, et jusqu'à ces derniers mois, ces idées n'ont-elles trouvé que bien peu d'écho? Cela tient peut-être, comme le croit le savant professeur M. Gosselin, qui en a fait l'éloge dans ses leçons [1], à ce que, dans ma publication de 1874, je n'avais appuyé la description du procédé et les obser-

(1) *Les Pansements;* leçons recueillies par Albert Bergeron. Paris, Delahaye, 1877.

vations qui l'accompagnent, sur aucune théorie; la
vérité toute nue est bien la vérité, mais convenablement
parée elle fait meilleure figure dans le monde. J'espère
aujourd'hui combler cette lacune.

Il est presque superflu de dire que tout chirurgien
qui ampute un membre ou enlève une tumeur, a pour
but principal de guérir son malade le mieux et le plus
vite possible.

Le vieil adage, *tutò, citò* et *jucundè* sera toujours
la règle souveraine de l'opérateur; guérir vite est un
devoir, surtout dans les hôpitaux où l'érysipèle, l'infection purulente et nombre de complications attendent
au chevet de nos opérés l'occasion de prendre leur vie.

Or, amputer une cuisse sans douleur et guérir com-
plètement son malade en dix ou quinze jours, après
l'avoir soustrait aux plus grands dangers, n'est-ce pas
réaliser les trois désirs du chirurgien, y compris le
jucundè que nous devons au chloroforme?

Je vais exposer en termes précis la méthode que je
recommande; après cet exposé, je dirai les perfection-
nements qu'on y peut apporter et je donnerai le
résumé d'une enquête sur son emploi.

Voici comment je procède :

Amputations. — L'opération étant faite à lambeaux,
je fais une hémostase aussi parfaite qu'il est possible,
et par un lavage complet j'enlève tous les caillots;
cela fait, je place dans les profondeurs de la plaie, en
dessous ou en arrière de la section osseuse, un gros
tube à drainage préalablement lavé dans l'eau chaude
pour en ôter l'excès du sulfure de carbone; ce tube

est relevé sur le membre et solidement fixé par
plusieurs bandelettes au collodion, alors j'affronte les
lambeaux le plus exactement possible et je les fixe au
moyen d'une suture enchevillée placée le plus près
possible de leur base. A la cuisse trois points suffisent.
Il en faut deux ou un seul pour les membres plus
petits. Je fais cette suture avec un fil d'argent recuit
introduit au moyen d'une aiguille à manche ou tubulée,
et fixée à des fragments de sonde de gomme élastique
de 4 ou 5 centimètres de long. Cette suture profonde
doit être faite de façon à prévoir le gonflement des tissus.
On arrive aisément à ce but en fixant au préalable le
fil à l'un des fragments de sonde et après la transfixion
des lambeaux, en enroulant seulement ce fil autour de
l'autre fragment; le simple déroulement suffira pour
donner aux lambeaux le jeu nécessaire (voir la fig. 2).

Les lambeaux réunis, je passe au troisième temps :
la suture superficielle; celle-ci doit être faite avec un
soin minutieux égal au soin qu'on donne aux sutures
d'autoplastie de la face. J'emploie la suture entortillée,
faite au moyen d'épingles fines assez rapprochées; il
en faut de dix à vingt-cinq suivant la grosseur du
membre amputé; cette suture ne laisse d'autre ouverture que celles qui sont nécessaires, à la base des
lambeaux, pour le passage du drain et des ligatures;
lorsqu'elle est terminée, j'applique sur elle, pour la
rendre plus parfaite, une couche de collodion.

Ces trois temps accomplis, le moignon est absolument clos, sauf les deux ouvertures par lesquelles
passe le drain.

Le pansement est des plus simples : après un lavage

avec l'eau phéniquée, je recouvre la peau de la partie
inférieure du moignon d'un corps gras, pour la garantir
du contact des liquides qui sortiront par la partie
inférieure du drain. Je place sous les orifices de celui-ci
un amas spécial de charpie et je recouvre le reste
d'une très forte couche de coton, particulièrement
épaisse au niveau des plaies par où passe le tube à
drainage.

Le surlendemain de l'opération, plus tôt si le suinte-
ment primitif a été très abondant, j'enlève les épingles
et la réunion est en général parfaite. Si l'on adopte la
suture collodionnée de M. Denucé, que je décrirai tout
à l'heure, ce pansement peut être retardé. De plus, on
relâche la suture profonde si le gonflement des lambeaux l'exige. Plus tard, pansements au coton tous les
trois ou quatre jours avec lavage à l'eau phéniquée ; la
plupart du temps trois à cinq pansements suffisent. Au
troisième ou quatrième jour on peut enlever la suture
profonde, à ce moment la réunion est en général
solide.

Après un temps dont le minimum a été 9 jours et
le maximum (sans complications) 20 jours, les ligatures
tombent, le moignon n'est presque plus douloureux et
on peut ôter lentement le drain. Je fais alors un dernier
pansement occlusif avec légère compression, et le
lendemain la guérison est complète, absolue, sauf
naturellement dans les cas à complications que je n'ai
pas à détailler ici.

J'entends, par guérison complète, un état du moignon
tel que, sauf la couleur de la ligne cicatricielle, il est
semblable à un moignon de dix ans, et que le malade

peut sortir de l'hôpital ou être transporté hors du lieu où il a été opéré ; en chirurgie militaire, ce point n'est pas à dédaigner.

J'ajouterai une remarque importante :

J'ai absolument renoncé, depuis longtemps déjà, aux injections dans le tube à drainage qui ont pour but de combattre une infection chimérique, car l'expérience m'a démontré qu'elles sont non seulement inutiles, mais dangereuses. Le drain doit être assez solidement fixé sur la peau du membre pour que tout mouvement lui soit impossible, et il ne devra jamais être déplacé avant sa sortie définitive.

Ablation des tumeurs. — Les mêmes principes nous guident pour l'ablation des tumeurs. Ici, le plus souvent, deux temps suffisent, le drainage profond et la suture superficielle. La suture profonde peut être souvent remplacée par une certaine compression ; la cicatrisation de la peau et l'occlusion presque complète de plaies, souvent très grandes, sont une garantie de sûreté et de rapidité dans la guérison. Je dois cependant dire que la cicatrisation de ces grandes plaies a toujours été plus longue à obtenir que celles des plaies d'amputation. Lorsque les tumeurs ne sont pas de grande dimension, on peut supprimer le drainage et la suture profonde ; ainsi, j'ai obtenu un certain nombre de guérisons par première intention après quatre à cinq jours, ayant seulement le soin de faire une compression légère sur la suture superficielle, et d'autres ont eu le même bonheur.

Autres opérations. — Je ne saurais prévoir tous les cas, autres que les précédents, dans lesquels la méthode que je recommande est applicable. Je dirai seulement que j'impose à ma pratique la règle d'employer, dans tous les cas où l'étendue de la peau le permet et où une plaie opératoire doit suppurer, le drainage profond et la suture superficielle. Il en est de même de la plupart des chirurgiens qui font actuellement des opérations dans ce pays.

Tet est le résumé de ma pratique ordinaire, sauf les menus détails sur lesquels, du reste, tout en acceptant l'idée générale, les praticiens peuvent différer.

Pour être complet, je dirai que la douleur est presque nulle ; que la fièvre traumatique manque presque toujours, et que la mortalité des opérés a diminué dans une énorme proportion.

Les préceptes ci-dessus énoncés ne s'appliquent pas seulement aux plaies opératoires, mais à toutes les solutions de continuité dans lesquelles leur usage est possible. Il faut naturellement, pour que la réunion primitive qu'on recherche puisse être obtenue, que la nature du traumatisme n'ait pas altéré l'étendue ou la vitalité du tégument externe.

Il est des modifications que je crois devoir décrire, vu leur importance.

Ici, nul ne discute la nécessité générale du drainage profond, mais M. Lande préfère au tube de Chassaignac un faisceau de fils, et M. Labat, comme M. Lister, ne faisait pas traverser au drain la partie supérieure du moignon.

La suture profonde peut être supprimée dans tous les cas où le poids ou la dimension des lambeaux ne la rendent pas indispensable. Ainsi, dans les amputations d'avant-bras ou autres petites amputa-

tions, je ne la mets pas en usage. Il en est de même
pour la plupart des ablations de tumeurs. M. le
professeur Denucé croit pouvoir s'en passer la plupart
du temps.

De plus, les lambeaux pourraient être maintenus en
contact par un moyen plus avantageux que la suture
enchevillée, qui demande leur perforation; dans une
lettre écrite à M. Pozzi, professeur agrégé ([1]), je décris
des pinces qui peuvent la remplacer (voir fig. 4 et 5)
et je discute d'autres détails opératoires sur lesquels
je ne reviendrai pas aujourd'hui. Comme beaucoup de
chirurgiens, j'ai employé, pour maintenir les lambeaux
en contact, des plaques de plomb, de liége, de cuir; j'y
ai renoncé, les trouvant insuffisantes quant à la solidité
du maintien, particulièrement quand j'ai eu affaire à
des malades peu dociles.

M. le professeur Courty, de Montpellier, préfère la
suture enchevillée faite avec des boutons. M. Pozzi
emploie la même suture; mais, comme M. Lister,
remplace les fragments de sonde par des plaques de
plomb, seulement, d'un côté; le fil est simplement
enroulé à la plaque pour parer au gonflement des
lambeaux.

La suture entortillée superficielle est modifiée par
mon collègue, M. Denucé, d'une façon avantageuse:
après avoir procédé comme à l'habitude, il place entre
les points et transversalement des faisceaux de charpie
collodionnée, et enduit le tout de plusieurs larges
couches de collodion; celui-ci desséché, séance tenante,
et avant tout pansement extérieur, il enlève les

([1]) Voir le *Progrès médical* du 24 février 1877.

épingles; l'expérience démontre que la solidité de
cet affrontement est suffisante. M. Denucé a adopté
ce mode de suture depuis 1871; je l'ai décrit en 1873
au congrès de Lyon (voir la fig. 3).

Le maintien forcé des fils à ligature dans les
profondeurs de la plaie pendant un temps qui n'est
jamais moindre de dix jours, est une nécessité fâcheuse.
Les ligatures en catgut phéniqué de M. Lister sont
d'un avantage incontestable (1). M. Pozzi trouve au
catgut d'autres avantages : il s'en sert pour faire la
suture profonde, un fil de catgut remplaçant le fil d'argent,
et aussi la suture superficielle qui devient alors une suture
en surjet. Je n'ai pas mis en pratique cette modification,
mais théoriquement je la trouve excellente (2); les pinces,
le collodion, le catgut, en affranchissant les tissus du
moignon ou de la plaie de tout corps étranger, ont
l'incontestable avantage de hâter encore la guérison
et de diminuer le nombre des pansements.

Le lecteur a pu remarquer que dans ce qui précède
j'ai eu plus particulièrement en vue les plaies opératoires. Il est cependant quelques-unes de ces plaies qui
ne sauraient se prêter à toutes les conditions de la
réunion primitive; ainsi les ablations de tumeurs où le
chirurgien est contraint de sacrifier une grande quantité
de peau. Ici, la suture superficielle est impossible;
mais la suture profonde habilement appliquée peut, en
rapprochant les bords, diminuer notablement l'étendue
de la plaie. J'ai vu dans le service de M. Pozzi, à

(1) Surtout s'il devient certain qu'elles n'exposent pas aux hémorrhagies secondaires.
(2) *Gazette médicale de Bordeaux*, 27 avril 1877.

Lariboisière, plusieurs exemples de cet heureux emploi de la suture profonde. C'est ici que le sage éclectisme du chirurgien doit le faire recourir aux admirables moyens de défense des plaies exposées de MM. Lister et Alphonse Guérin, dont la suture bien faite de la peau ou des lambeaux rend l'emploi inutile quand elle est possible.

Nombre de plaies accidentelles, celles surtout faites par instruments tranchants, peuvent présenter les conditions nécessaires à l'emploi de la méthode de Bordeaux; mais je ne saurais prévoir leurs innombrables variétés. Au chirurgien de faire l'application de l'idée générale et des temps de la méthode que le hasard peut rendre possibles, c'est ainsi que j'ai l'habitude d'agir et comme moi, les chirurgiens de Bordeaux.

ENQUÊTE

Grâce à l'obligeance d'un certain nombre de mes confrères et amis de Bordeaux, je puis exposer les résultats obtenus depuis l'origine de la méthode jusqu'à ce jour. Sans ajouter à la statistique en fait de clinique chirurgicale plus d'importance qu'il ne convient, je crois qu'une méthode nouvelle ne saurait se passer d'un exposé sincère de ses succès comme de ses revers. Cette sorte d'enquête porte sur ma pratique et sur celle de MM :

Denucé, doyen et professeur de clinique chirurgicale

à la Faculté de médecine de Bordeaux, correspondant de l'Académie de Médecine de Paris.

Labat, professeur à la Faculté, chirurgien de l'hôpital Saint-André de Bordeaux (décédé).

Girard, professeur suppléant de clinique chirurgicale (décédé).

Lanelongue, professeur de clinique chirurgicale à la Faculté et chirurgien de l'hôpital Saint-André, correspondant de la Société de Chirurgie de Paris.

Dudon, professeur agrégé, chirurgien de l'hôpital Saint-André.

Demons, professeur agrégé, chirurgien de l'hôpital Saint-André.

Lande, professeur agrégé, médecin des hôpitaux.

Pourteyron, de St.-Vincent-de-Connezac (Dordogne).

Pozzi, professeur agrégé à la Faculté de médecine, chirurgien des hôpitaux de Paris.

E. Baudrimont, professeur agrégé, chirurgien des hôpitaux de Bordeaux.

Dubourg, chirurgien chef interne de l'hôpital St-André.

Il est certain qu'un grand nombre d'autres opérations ont été faites d'après ces idées, mais je n'ai pas sur elles les renseignements qui me permettraient de les citer.

Voici d'abord les principaux faits qui me sont propres :

Amputation de cuisse pour une tumeur blanche du genou. Méthode complète. Guérison le 21e jour.

Amputation de cuisse pour un ulcère circulaire grave. Mort d'épuisement le 4e jour.

Amputation de cuisse, tumeur blanche du genou. Mort par infection purulente le 18e jour.

Amputation de cuisse pour une tumeur blanche du genou. Guérison complète le 14e jour.

Amputation de cuisse, tumeur blanche du genou. Guérison retardée jusqu'au 30e jour par suite de la persistance d'une ligature.

Amputation de cuisse pour cause traumatique. Mort d'infection purulente le 18e jour.

Amputation de jambe, tumeur blanche tibio-tarsienne. Guérison le 18e jour, mais persistance pendant plusieurs mois d'une fistule osseuse.

Amputation de jambe pour cause traumatique. Guérison complète le 11e jour.

Amputation de jambe, tumeur blanche, tibio-tarsienne, Guérison complète le 11e jour.

Amputation de jambe, tumeur fibro-plastique du pied. Guérison le 25e jour, retardée par une hémorrhagie secondaire.

Amputation de jambe, tumeur blanche tibio-tarsienne. Guérison le 26e jour, retardée par la persistance d'une ligature.

Amputation de l'avant-bras, sans suture profonde. Guérison le 14e jour. Persistance d'un trajet fistuleux.

Très grosse tumeur du sein, plaie de 24 centimètres. Guérison complète le 21e jour.

Carcinôme du sein de dimension moyenne. Mort d'érysipèle le 25e jour.

Carcinôme du sein de volume ordinaire. Guérison très avancée le 8e jour. Mort par embolie pulmonaire.

Carcinôme du sein. La guérison est retardée par un érysipèle. Guérison complète le 31e jour.

Très gros carcinôme du sein. Guérison complète le 28e jour.

21 opérations de moindre importance, suivies de guérison après un délai de 14 à 30 jours.

M. Denucé.

Amputation de cuisse *in extremis* pour une tumeur blanche du genou. Mort d'épuisement le 11e jour.

Amputation de cuisse pour un enchondrôme du fémur pesant 20 kilog. Guérison complète le 25ᵉ jour.

Amputation de cuisse pour une lésion chronique; insuffisance des lambeaux, retard dans la guérison et issue de l'os par la plaie; résection. Guérison définitive en un temps indéterminé.

Amputation de cuisse pour une tumeur blanche du genou. Mort d'infection purulente après 5 jours.

4 amputations de cuisse pour causes indéterminées. 3 guérisons, 1 mort d'infection purulente.

Amputation de jambe pour cause traumatique, opération secondaire. Guérison complète le 20ᵉ jour.

Amputation de jambe pour écrasement du pied, tentative de conservation, opération secondaire. Guérison en 25 jours.

Amputation de jambe pour un ulcère circulaire. Guérison après 35 jours, retardée par des abcès de voisinage.

4 amputations de jambe pour causes indéterminées. 4 guérisons.

Amputation de l'avant-bras pour un anévrysme cirsoïde de la main. Guérison complète le 16ᵉ jour.

Amputation de l'avant-bras, cause indéterminée. Guérison.

Amputation du chopart pour une carie du pied. Guérison après 20 jours.

Résection du coude, drainage et suture superficielle. Guérison en 30 jours.

3 désarticulations métacarpo-phalangiennes. 3 guérisons.

Désarticulation métatarso-phalangienne. Guérison.

Résection des os de la jambe (8 cent.). Guérison.

Désarticulation d'un métatarsien. Guérison complète de l'opération, érysipèle consécutif, mort le 14ᵉ jour.

Ablation d'une très grosse tumeur fibro-plastique du mollet. La guérison est retardée jusqu'au 46ᵉ jour par des complications sans grande importance.

3 castrations. 3 guérisons.

2 Lipômes. 2 guérisons.

38 amputations du sein pour causes diverses. Drainage

et suture au collodion. 2 morts par érysipèle. Les 36 guérisons ont eu lieu dans un délai de 18 à 30 jours. Dans deux cas la guérison a été retardée par des abcès dans la suture superficielle. Dans un cas par un érysipèle de peu d'importance.

Périnéoraphie. Suture profonde et suture superficielle. Guérison complète en 25 jours.

4 opérations de hernie. 3 guérisons par réunion primitive. 1 mort de perforation intestinale par gangrène consécutive de l'intestin.

M. Denucé fait suivre des remarques suivantes les communications qu'il a bien voulu me faire de ces chiffres, lesquels ne représentent naturellement que les cas où il a trouvé applicables les principes de la méthode.

« J'emploie surtout la suture au collodion et, presque toujours séance tenante, je supprime les épingles, enlevant ainsi tout corps étranger. J'étends le collodion jusqu'à une certaine distance au delà de la limite des lambeaux. Le rétraction suffit pour appliquer régulièrement les surfaces de la plaie les unes contre les autres. Je remplace ainsi la suture profonde à laquelle j'ai renoncé, celle-ci me paraissant entretenir un corps étranger dans la plaie et devenant ainsi le point de départ de phénomènes inflammatoires.

» Dans ma dernière opération j'ai employé la méthode de Lister pendant la section des tissus (atmosphère phéniquée), puis j'ai fait la suture avec du collodion phéniqué et mis en usage le pansement au coton. L'excellent résultat que j'ai obtenu m'engage à généraliser cette pratique. »

La conviction de l'éminent correspondant de l'Académie de Médecine de Paris et les remarques qui lui sont suggérées par une pratique très considérable ont une importance qui n'échappera à personne.

M. Labat.

Au 1er janvier 1875, ce chirurgien, décédé en août 1878, comptait : 1° 10 amputations de cuisse; 2° 13 amputations de jambe pour causes diverses, suivies de guérison dans une moyenne de 15 à 25 jours.

Depuis cette date :

Amputation de cuisse. Enfant de douze ans, pour une tumeur blanche du genou. Guérison complète le 15° jour.

Amputation de jambe pour une tumeur blanche tibio-tarsienne. Guérison en 30 jours.

Amputation de jambe pour une carie du pied. Guérison après 30 jours.

Amputation de jambe. Guérison très tardive par suite de pourriture d'hôpital.

Amputation d'avant-bras. Enfant de dix ans; tumeur blanche du poignet. Pas de drainage profond. Réunion et guérison par première intention en 5 jours.

Ablations de tumeurs. — 20 tumeurs de dimensions et de natures diverses, parmi lesquelles un sarcôme de la grosseur d'une tête d'adulte, et une tumeur fibro-plastique de la même dimension. Temps moyen de la guérison, de 5 jours à 25 jours, un certain nombre ayant guéri par première intention avec la suture superficielle seule.

M. Girard.

Amputation de cuisse pour une tumeur blanche du genou. Guérison complète, absolue, en 10 jours.

M. Lanelongue.

Amputation de cuisse pour un traumatisme du genou. Mort d'ostéomyélite consécutive.

Amputation de cuisse pour une tumeur blanche du genou. Guérison complète en moins de 25 jours.

Amputation de cuisse pour une tumeur blanche du genou. Guérison en 15 jours, mais avec persistance d'une fistule osseuse.

Amputation de cuisse pour un anévrysme du creux poplité, après compression digitale et ligature de l'artère crurale. Inflammation du sac et phlegmon. Mort le 24e jour d'infection purulente consécutive à une ostéomyélite.

Amputation de cuisse pour un anévrysme poplité diffus, après ligature de la fémorale et accidents divers. Mort du tétanos le 5e jour.

3 amputations de cuisse pour causes diverses. Guérison dans un délai de 17 à 25 jours. Chez l'un de ces malades, persistance d'une fistule osseuse pendant 5 mois.

Amputation de jambe pour une tumeur blanche tibio-tarsienne. Pourriture d'hôpital. Mort le 7e jour.

Amputation de jambe pour une tumeur blanche tibio-tarsienne. Guérison complète le 12e jour.

Amputation de jambe pour une tumeur blanche tibio-tarsienne. Guérison en un nombre de jours indéterminé.

2 amputations de jambe pour causes non indiquées. Guérison en 18 et 25 jours.

3 amputations d'avant-bras : 1 pour tumeur blanche du poignet, 2 pour traumatismes. Guérison rapide, mais sans détermination du nombre des jours.

Ablations de tumeurs. — Tumeur fibreuse des parois abdominales de la dimension d'une tête d'adulte. Guérison en 12 jours.

Carcinôme du sein de la dimension du poing. Guérison en 12 jours.

Fibro-adénôme du sein du volume d'un œuf de dinde. Suture entortillée. Drainage profond. Érysipèle. Abcès consécutifs. Rupture de la suture. Guérison tardive en 35 jours par deuxième intention.

Fibrôme du sein de la dimension d'une noix. Suture superficielle et drainage. Guérison en 18 jours.

Adéno-chondrôme sous-maxillaire du volume d'un œuf de dinde. Suture et drainage. Insuccès de la suture. Guérison avec suppuration en 32 jours.

12 autres tumeurs de dimensions variées, avec ablation suivie de guérison après 15 à 25 jours.

Autres opérations. — 8 castrations suivies de guérison rapide, avec suture superficielle et drainage profond.

Dans l'une de ces opérations les ligatures ont été faites avec des fils de catgut.

M. Dudon.

Amputation de cuisse pour cause traumatique; mais 18 jours après l'accident. Mort par infection purulente après extraction d'un séquestre 6 mois après l'opération.

Amputation de cuisse, faite *in extremis* pour une tumeur blanche du genou. Guérison en 22 jours.

Amputation de jambe. Cause traumatique. Dépression considérable. Mort le 6e jour.

Amputation de cuisse. Tumeur fibro-plastique du tibia. Guérison le 20e jour, malgré la ligature de la veine fémorale.

Amputation de jambe pour lésion chronique. Un érysipèle grave, survenu 6 jours après, oblige à la destruction des sutures. Guérison lente par la méthode ordinaire.

Amputation de jambe pour tumeur blanche tibio-tarsienne. Homme de trente-cinq ans. Drainage. Suture profonde. Suture superficielle. Pansement simple. Mort le 10e jour, de septicémie.

Amputation de jambe pour un ulcère calleux circulaire. Homme de soixante-quinze ans. Grande faiblesse du malade. Drainage et suture superficielle à points passés. Pansement ouaté. Mort d'épuisement le 5e jour.

Désarticulation du poignet pour cause traumatique. Homme de quarante-cinq ans. Drainage. Suture superficielle. Guérison complète après 35 jours.

Ablation de tumeur. — Squirrhe du sein. Femme de quarante-cinq ans. Suture entortillée superficielle. Simple mèche à la partie inférieure. Réunion de la peau. Guérison complète après 30 jours.

M. Demons.

3 amputations pendant la guerre : une de cuisse, 2 de jambe. Guérison après 15 à 25 jours.

Amputation de l'avant-bras avec ligatures en catgut pour une lésion chronique : femme de quatre-vingt-six ans. Mort par gangrène des lambeaux.

16 ablations de tumeurs variées, dont un sarcôme du sein pesant 2 kilog. 500. Guérison rapide.

En outre de ces chiffres, qui ne sont qu'un très court extrait d'une pratique considérable, ce chirurgien me communique une note dont je donne ici l'analyse avec quelques citations.

Après s'être excusé, par respect pour la statistique chirurgicale, de ne pas fournir des observations détaillées et précises, M. Demons dit :

« Je suis, moi aussi, mon cher maître, un partisan convaincu de ce pansement, du moins de ses principes et de ses éléments constitutifs les plus importants. Les bases de la méthode de Bordeaux sont solides, et vous aurez peu de peine à les faire accepter par la majorité des chirurgiens. Le pansement de Lister, si vanté de nos jours, n'en consacre-t-il pas toute la valeur ? La suture des lambeaux faite avec soin n'a encore échoué entre mes mains que quatre fois, sur un total d'au moins une centaine d'opérations... J'ai vu par contre des résultats si remarquables, des réunions immédiates si bonnes, des guérisons si rapides, que je reste le défenseur énergique de la méthode. »

M. Demons fait la suture superficielle au collodion, d'après les préceptes de M. Denucé, et a renoncé comme lui à la suture profonde, trouvant que la suture au collodion peut y suppléer. Plus loin :

« ... Les avantages de cette manière de procéder me paraissent si considérables, que je ne comprends guère l'obstination avec laquelle certains chirurgiens repoussent le principe de la réunion primitive. »

Entre autres exemples, il cite l'ablation d'une très

grosse tumeur axillaire, avec suture de 22 épingles, guérie en quinze jours.

Une tumeur de la cuisse de la grosseur d'une pomme avec suture de 6 épingles, guérie en quatre jours. Il croit, d'après sa pratique, que le contact du drain avec l'extrémité osseuse sectionnée amène la plupart du temps un petit séquestre dont l'élimination retarde la guérison définitive et il se demande si le mode d'écoulement ne pourrait pas être modifié. Je sais que d'autres chirurgiens se préoccupent de ce point qui a son importance. Il ne m'a pas semblé, d'après ma pratique, qu'il faille en tenir grand compte ; je reconnais cependant que ce temps peut être perfectionné.

M. Demons termine en disant :

« La méthode de Bordeaux m'a donné, depuis huit ans, des résultats si remarquables que, loin de songer à l'abandonner, je songe à la perfectionner dans ses détails, ses grandes lignes me paraissant devoir être conservées. N'est-ce point à elle, en grande partie, que nous devons d'avoir vu peu à peu s'éloigner et pour ainsi dire disparaître l'infection purulente de l'hôpital Saint-André, autrefois décimé par cette redoutable complication? Elle est aujourd'hui si rare que des élèves au terme de leurs études sont encore à n'en connaître les abcès métastatiques que par la description des auteurs. La méthode de M. Lister, que nous essayons tous actuellement, n'est-elle pas une modification de la méthode de Bordeaux? »

Pour plus de précision, je ne relèverai, dans la communication de M. Demons, que les 4 amputations et les 16 ablations de tumeur, qui sont plus particulièrement indiquées au commencement de ce chapitre.

M. Lande.

3 amputations pendant la guerre, 1 de cuisse, 2 de bras. Guérison après 18 et 28 jours.
Ablation d'un nombre indéterminé de tumeurs, environ 8.

M. Pourteyron.

Amputation de cuisse pour un ostéo-sarcôme du tibia. Guérison en 28 jours.

M. Pozzi.

Amputation de cuisse (juin 1878) pour une arthrite suppurée du genou. Hôpital Lariboisière. Guérison complète en 19 jours ([1]).

Amputation de jambe pour une carie des os du tarse (septembre 1876). Hôpital des Cliniques. Guérison complète le 21e jour ([2]).

Amputation de jambe pour lésion chronique (août 1878). Hôpital Lariboisière. Guérison rapide. Pas de détails.

Amputation du pied (s. astragalienne) pour écrasement (juillet 1877). Hôpital de la Pitié. Lymphangite. Guérison lente ([3]).

Amputation d'avant-bras pour lésion chronique. Hôpital de la Pitié (octobre 1877). Guérison profonde en 12 jours; guérison complète en 26 jours ([4]).

Amputation d'avant-bras. Clientèle civile à Paris. Pas de détails. Guérison en 10 jours.

Amputation d'avant-bras après phlegmon diffus (mai 1878). Hôpital Lariboisière. Guérison lente: 20 jours ([5]).

Désarticulation du pouce pour une dactylite fongueuse. Hôpital de la Pitié (juillet 1877). Guérison en 12 jours.

Désarticulation du pouce pour carie (octobre 1878). Hôpital des Cliniques. Guérison en 9 jours ([6]).

[1] Thèse du Dr Bauduin, 1878.
[2] Pozzi, *Observ. sur le pansement de Lister*, 1876.
[3] Thèse Bauduin, 1878.
[4] Thèse Bauduin, 1878.
[5] *Gaz. Méd. de Paris*, 1878, no 37.
[6] Pozzi, 1876, *loc. cit.*

AZAM. 5

Désarticulation du pouce pour tumeur blanche méta-carpo-phalangienne. Hôpital de la Pitié (juillet 1877). Guérison en 12 jours [1].

Désarticulation d'une phalangette de l'index pour lésion chronique. Hôpital des Cliniques (août 1876). La cicatri-sation est retardée par des hémorrhagies. Guérison com-plète en 17 jours [2].

Résection du maxillaire inférieur. Opération d'Esmarch. Hôpital des Cliniques (octobre 1876). Guérison en 24 jours [3].

Ablations de tumeurs. — Sarcôme du sein (octobre 1876). Hôpital des Cliniques. Guérison en 20 jours [4].

Squirrhe du sein. Ablation des ganglions axillaires. Hôpital de la Pitié (juillet 1877). Guérison complète le 26e jour [5].

Carcinôme du sein. Ablation des ganglions de l'aisselle. Hôpital de la Pitié (août 1877). Guérison en 19 jours [6].

Tumeur adénoïde du sein de petite dimension. Hôpital de la Pitié (octobre 1877). Guérison en 20 jours [7].

Sarcôme du sein (juillet 1875). Hôpital Lariboisière. Cicatrisation profonde après 11 jours. Guérison complète après 30 jours [8].

Carcinôme du sein. Ablation des ganglions axillaires. Tumeur pesant 1,500 gr. (août 1877). Hôpital de la Pitié. Guérison en 26 jours.

Carcinôme douloureux du sein. Hôpital Lariboisière. Opération laborieuse par suite d'adhérences. Guérison complète le 35e jour.

2 tumeurs du sein de nature non indiquée. Clientèle civile de Paris. Guérison complète en 12 et 15 jours.

Lymphadénôme du cou. Hôpital des Cliniques (octo-bre 1876). Guérison complète en 19 jours [9].

[1] Thèse Bauduin, 1878.
[2] Pozzi, *Observ. sur le pansement de Lister*, 1876.
[3] Pozzi, 1876, *loc. cit.*
[4] Pozzi, 1876, *loc. cit.*
[5] Thèse Bauduin, 1878.
[6] Thèse Bauduin, 1878.
[7] Thèse Bauduin, 1878.
[8] *Gaz. Méd. de Paris*, 1878, no 37.
[9] Pozzi, 1866, *loc. cit.*

Sarcôme de la grande lèvre. Hôpital des Cliniques (septembre 1876). Guérison en 21 jours ([1]).

J'ai négligé dans cette énumération nombre d'opérations de moindre importance dont M. Pozzi ne saurait préciser le chiffre et qui constituent comme le courant de la chirurgie de la ville et des hôpitaux. Il me suffira de dire que, tant dans la clientèle civile que dans les hôpitaux suivants : la Pitié, les Cliniques, Lariboisière, la Maison de santé Dubois, qui n'ont jamais passé pour des modèles de salubrité, M. Pozzi, pendant ses remplacements, a toujours obtenu la réunion primitive comme une règle, hâtant ainsi la guérison des deux tiers ou de plus de moitié. Et qu'enfin, l'éminent agrégé de la Faculté de Paris n'a jamais eu parmi ses opérés *un seul décès*. On réussit donc à Paris comme à Bordeaux, et par des moyens aussi simples.

M. E. Baudrimont.

(Mars et avril 1877.)

Amputation de cuisse. Fille de quinze ans; tumeur blanche suppurée du genou droit. Amputation au tiers inférieur, drainage et suture superficielle entortillée, pas de fièvre traumatique. La guérison est complète le 25e jour, sauf un petit trajet fistuleux qui persiste encore vingt-cinq jours.

Amputation de jambe. Fille de quatorze ans; tumeur blanche tibio-tarsienne. Amputation au lieu d'élection, drainage et suture superficielle entortillée, pansement ouaté rare. Guérison complète, sans fièvre, le 17e jour.

Amputation de jambe pour lésion chronique. Suture entortillée, drainage, pansement ouaté rare. La guérison est complète le 11e jour, sauf trois petites ulcérations

([1]) Pozzi, 1876, *loc. cit.*

amenées par les épingles de la suture superficielle; pas de fièvre traumatique.

Amputation de jambe. Garçon de quatorze ans; tumeur blanche tibio-tarsienne. Amputation au lieu d'élection, drainage, suture entortillée, pansement ouaté. Sortie du drain le 8e jour. Guérison complète le 16e, sauf un très petit trajet fistuleux qui dure peu de jours.

M. Baudrimont fait remarquer, au sujet de ce dernier fait, que depuis le jour de l'amputation la température s'est abaissée : au moment de l'opération elle était de 40°4 ; cinq jours après elle était de 37°2.

M. Dubourg.

Amputations. — Amputation du bras pour cause traumatique. Homme de trente et un ans. Drainage au crin de cheval. Suture profonde et suture superficielle. Pansement de Lister modifié. Réunion complète, après cinq pansements, le 11e jour.

Désarticulation du poignet pour cause traumatique. Drainage. Suture superficielle au catgut. Guérison complète le 22e jour, après seulement deux pansements.

Désarticulation du poignet pour cause traumatique. Homme de quarante-cinq ans. Drainage et suture superficielle entortillée au collodion. Réunion presque complète. Pansements rares. Retard dans la guérison définitive par un abcès de l'avant-bras.

Ablations de tumeurs. — Adéno-fibrôme du sein. Femme de cinquante-cinq ans. Tumeur de la grosseur d'une mandarine. Drainage seulement de la partie inférieure de la plaie et suture entortillée. Pansement simple. La guérison des quatre cinquièmes supérieurs de la plaie est rapidement obtenue, mais la suppuration de la partie inférieure dure environ un mois.

Castration. Sarcôme du testicule. Drainage du fond de la plaie. Suture superficielle par douze serre-fines remplacée, le troisième jour, par des brins de charpie collodionnée. Pansement simple. Réunion totale de la peau. La guérison est complète le 26e jour.

En résumé, les opérations que mentionne l'enquête précédente peuvent se décomposer ainsi :

Amputations de cuisse.....	42	8	morts.
— de jambe......	44	4	—
— de bras.......	3	»	—
— du pied.......	2	»	—
— d'avant-bras..	11	»	—
Résections	3	»	—
Désarticulations..........	12	»	—
Ablations de tumeurs.....	111	4	—
Autres opérations.........	34	»	—
TOTAUX..........	262	16	morts.

Les amputations, désarticulations et résections donnent un total de 117, sur lesquelles je relève 12 morts, soit 10,25 0/0. J'ai eu le soin, et cela m'a été possible pour la plupart des cas, de signaler les cas de mort. Celles-ci pour la plupart, depuis le choc jusqu'au tétanos, ne sauraient être mises au compte de la méthode opératoire. On remarquera le très petit nombre de morts par septicémie. Du reste le nombre des infections purulentes a tellement diminué à l'hôpital Saint-André de Bordeaux, depuis qu'on y met en usage la réunion primitive, qu'on n'en voit pour ainsi dire plus : ce fait est d'observation courante parmi nous. Je n'ai qu'à rappeler l'opinion conforme que M. Demons a exprimée plus haut. Les ablations de tumeurs et autres opérations sont au nombre de 145 et ont donné 4 morts, soit 2,53 0/0.

La quotité des morts sur 262, total comprenant toutes les opérations, est de 6,10 0/0.

Ce total est certainement considérable. Il est cependant au-dessous de la réalité, car aujourd'hui à Bordeaux, et dans le rayon scientifique de son école, l'application de la réunion primitive étant devenue usuelle, nul ne songe plus à noter les faits et à recueillir les observations. Pour réunir celles qui précèdent, il m'a fallu faire un appel pressant aux souvenirs de mes confrères. Encore en est-il un grand nombre auxquels je n'ai pas demandé de notes.

L'énoncé des faits qui précèdent sera peut-être trouvé très écourté, mais, vu leur grand nombre, il eût été fastidieux d'en donner les détails. Du reste, vingt-cinq de ces observations ont été publiées *in extenso* dans le Mémoire que j'ai lu, en 1874, à la Société de Chirurgie de Paris ([1]).

Après avoir exposé la méthode que nous mettons en usage à Bordeaux et les succès que nous lui devons, je vais examiner comment cette méthode réalise les conditions de la réunion primitive.

La première de ces conditions, l'affrontement, est obtenue par les deux sutures, c'est de leur bonne exécution que dépendent la rapidité et la sûreté de la guérison ; par elles la plaie est placée dans des conditions telles que la secrétion de la lymphe plastique aura un résultat rapide et certain. De plus, après une opération, si grande que soit la plaie, le drainage et les deux sutures la réduisent à une étendue presque insignifiante ; là est le seul contact qu'elle puisse avoir avec l'air.

Quant à la rapidité de la guérison, elle est assurée par

([1]) *Bulletin de la Société de Chirurgie de Paris*, mai 1874.

la réunion par première intention pour la peau et pour les muscles, la seule qui soit rapide. L'important est que les plaies suppurent le moins possible, car j'avoue n'avoir pas pour la suppuration les égards qu'ont pour elle nombre de médecins. Je la crains et ne laisse suppurer les plaies que quand je ne puis faire autrement. C'est alors que j'ai volontiers recours à l'acide phénique et au coton dont l'action sur elle est toute-puissante. J'y pourrais joindre avec un moindre degré d'importance l'alcool, le perchlorure de fer, la teinture d'iode, etc.

Nos opérations sont donc suivies d'une *occlusion* aussi parfaite et aussi solide qu'il est possible, occlusion dont les éléments empruntés à la plaie elle-même n'ont rien à demander au vide, aux manchons imperméables, aux bains d'eau ou d'huile, bons moyens, théoriquement excellents, mais difficiles ou impossibles en pratique. Je n'insisterai pas sur l'écoulement des sécrétions que le drainage profond réalise, pas plus que sur l'uniformité de température que nous obtenons, je crois, par le pansement superficiel au coton, et je ne fais que rappeler la bonne alimentation et l'hygiène. Au demeurant, il est un fait indéniable, c'est que nos opérés guérissent presque tous et avec une rapidité jusqu'à ce jour inconnue, et que leur nombre est aujourd'hui bien plus que suffisant pour qu'il soit certain qu'ils le doivent à la méthode employée.

Je passerai successivement en revue quelques points de notre pratique auxquels un supplément d'explication ne saurait nuire.

Je sais qu'on fait à la réunion primitive le reproche

classique de renfermer *le loup dans la bergerie*. Si on la combine avec le drainage profond, ce reproche est absolument immérité.

La section de l'os doit suppurer, il faut s'y attendre, car les guérisons par première intention des plaies osseuses ne sont que des exceptions. Il en est de même du fond de la plaie après ablation d'une tumeur; la section de l'os par la scie laisse le plus souvent des particules qui se nécrosent et dont l'élimination est nécessaire; l'ablation d'une tumeur, dans laquelle les doigts et le manche du bistouri jouent la plupart du temps un rôle, laisse, elle aussi, des éléments cellulaires qui se mortifient et dont l'élimination est indispensable. La suppuration du fond de ces plaies est donc certaine; régulariser et faciliter la sortie des produits de cette suppuration explique l'utilité du drainage profond.

Mais, je ne saurais trop le dire, employé sans les deux autres, ou au moins sans la suture superficielle, ce temps est absolument insuffisant. J'ajouterai qu'il est des cas dans lesquels ce temps lui-même peut être supprimé, c'est affaire d'appréciation du chirur-gien : les petites amputations et l'ablation des petites tumeurs, par exemple; alors la suture superficielle demeurant seule, ou combinée à la suture profonde avec addition d'une certaine compression, la guérison se fait par première intention en quatre ou cinq jours.

On pourrait théoriquement supposer que, le tube à drainage demeurant ouvert, l'air peut pénétrer par lui dans les profondeurs du moignon et y déposer les éléments dangereux dont il est le véhicule : il n'en est rien. Dès les premiers moments, le tube est rempli d'abord de sécrétion sanguinolente, ensuite de pus qui s'écoule lentement, goutte à goutte, comme l'urine sort des urétères, chassé, ainsi que je l'ai dit plus haut, par le *vis à tergo*. Or, ce pus n'est altéré ou malsain que dans les parties du tube qui avoisinent de très près les orifices, j'en ai acquis la certitude.

Donc, aucune communication entre l'air ambiant et le fond de la plaie. Les seules parties de l'énorme surface saignante d'une grande amputation par exemple, qui demeurent forcément en contact avec lui, sont le pourtour de l'orifice des drains ; c'est pour protéger ces parties que nous appliquons sur elles le coton et les pansements phéniqués ; le reste du moignon ne demande en effet aucune protection, aucune défense parce qu'il est hermétiquement clos.

C'est à cette occlusion, avec affrontement parfait, que je n'hésite pas à rapporter la principale part des succès de la méthode de Bordeaux. Je l'ai déjà dit plus haut, si la diminution d'étendue de la surface suppurante n'a pas la même importance que sa soustraction au contact de l'air, elle vaut néanmoins qu'on la considère : nous savons ce que peut être l'épuisement par une suppuration abondante et prolongée pendant des mois ; nous savons aussi la douleur et les préoccupations qu'amènent les pansements nombreux et répétés chez les grands opérés. En ce qui me concerne, je n'ai qu'à me souvenir de ma pratique pendant les quinze années qui ont précédé l'emploi de cette méthode, et ceux qui m'écoutent ou qui liront ces lignes n'ont qu'à voir ce qui se fait encore autour d'eux.

Je n'insisterai pas sur la rapidité de la guérison. Je sais que pour beaucoup cet avantage est secondaire ; ne doit-on pas cependant tenir un certain compte du temps perdu pour un homme qui gagne sa vie et celle de sa famille? — Dans la chirurgie d'armée on prise cet élément à sa valeur. Ne doit-on pas aussi considérer que moins un malade demeure de temps dans un hôpital ou dans une ambulance, si soustrait qu'il soit à certaines infections, moins il demeure exposé aux contagions respiratoires. Il serait du reste superflu de chercher à prouver que le devoir étroit du chirurgien est de guérir ses opérés le plus vite possible.

J'ajouterai à ces remarques une considération. Il m'a été donné de revoir un certain nombre de mes amputés après plusieurs années : les moignons en sont demeurés très beaux, rien ne rappelle en eux la tendance à la conicité si fréquente après les amputations où la réunion et les pansements ont été faits par la méthode ordinaire. — En effet, dans cette méthode les éléments musculaires des lambeaux sont détruits presqu'en entier par une longue suppuration. Il n'en est pas ainsi dans la méthode de Bordeaux, où les muscles affrontés en avant de la section osseuse persistent sans atrophie, ne sauraient se rétracter et s'opposent invinciblement à la conicité.

Je n'ai pas la pensée de faire l'historique des divers temps qui constituent la méthode que je recommande, et je sais assez l'histoire de la chirurgie pour ne pas

ignorer qu'aucun d'eux n'est nouveau et qu'employé
isolément chacun d'eux a rendu des services, depuis
Guy de Chauliac jusqu'à nos jours; donc, je manquerais
de justice si je ne savais rendre à mes devanciers et à
mes maîtres un hommage reconnaissant.

Aussi, en ce qui touche l'usage isolé de chacun de
ces temps, je ne réclame aucune priorité soit pour moi
soit pour l'école de Bordeaux : une pareille prétention
serait injustifiable. Ce que je crois équitable, c'est qu'il
soit reconnu, comme le fait M. Gosselin, que les chirurgiens de Bordeaux sont les premiers qui, en combinant
le drainage profond avec les deux sutures, ont obtenu
d'incontestables succès.

Si les partisans de la réunion primitive, depuis Bell
jusqu'à Percy et à Roux, avaient combiné celle-ci avec
un bon écoulement des sécrétions des plaies, Pelletan,
ses élèves et l'École qui en procède, n'en auraient pas
eu si facilement raison. Malheureusement à cette époque
l'admirable invention de M. Chassaignac n'existait pas,
et rien alors ne la pouvait remplacer.

III

Après avoir fait dans le chapitre précédent une sorte
d'enquête sur l'emploi de la méthode de Bordeaux, j'ai
groupé des chiffres et j'en ai déduit une quotité qui
ressemble au résultat d'une statistique. Maintenant, je
vais rapprocher cette quotité des quotités analogues
recueillies particulièrement à l'étranger, et je compa-
rerai les résultats obtenus par les méthodes à réunion

primitive avec celles où cet élément est considéré comme secondaire.

On en pourrait inférer que j'ai confiance dans la statistique chirurgicale. Or, je m'empresse de dire que je partage sur ce point les idées de M. Alphonse Guérin, et que je considère qu'en fait de résultats opératoires on ne doit avoir dans cet exercice numérique qu'une confiance fort limitée.

Un instrument quel qu'il soit ne vaut, en effet, que par ce qu'on lui demande. Si l'on compare les sourds et muets, les morts-nés, les enfants illégitimes au chiffre de la population d'un pays, on pose à la statistique une question rationnelle, car il n'y a qu'une manière d'être sourd et muet, mort-né et illégitime ; mais si, réunissant un certain nombre d'opérés, on infère du chiffre des morts la valeur de la méthode dont on s'est servi pour les opérer, on peut être bien loin de la vérité, car il y a bien des manières de mourir après une opération, sans que le mode opératoire y soit pour rien.

Distinguer les causes de mort des opérés est donc un devoir étroit, c'est ce que j'ai cru devoir faire. Du reste, quel est aujourd'hui le chirurgien sérieux qui se déciderait pour telle ou telle méthode d'après les chiffres de succès qu'on lui attribue? Ne serait-il pas absolument naïf de compter sans les interprétations fantaisistes de la théorie et sans ce que M. Trélat nomme la *prérogative individuelle?*

Un mot de plus pour expliquer ma pensée :

On ampute un membre par une méthode quelconque et le malade meurt ; mais sa mort est-elle imputable à

la méthode et ne serait-il pas mort de quelque façon
qu'on l'eût amputé? Je n'ai qu'à rappeler ici a nature du
traumatisme, si traumatisme il y a : le choc, le milieu,
la température extérieure, le tétanos, l'état moral du
malade, le moment de l'opération, etc., etc. Mais je
n'insiste pas, il n'est pas un praticien qui ne me comprenne et qui n'ait fait à propos des statistiques chirur-
gicales des réflexions semblables aux miennes.

Pourquoi, me dira-t-on, vous servez-vous de la
statistique, puisqu'elle a si peu de valeur? La réponse
est facile : Je m'en sers parce que je ne puis faire
autrement, et que si insuffisant qu'il soit, c'est le seul
mode de comparaison possible, telle, du moins, que la
science est faite aujourd'hui.

Cela dit sur l'état qu'on doit faire des statistiques
opératoires, je dirai quelques mots de ce qu'on sait
sur les résultats des diverses méthodes, particulièrement à l'étranger.

En exposant la nécessité d'un bon affrontement
comme la première condition de la réunion primitive,
et en comparant la méthode classique de pansement des
amputations suivie encore aujourd'hui par beaucoup
de chirurgiens, avec les procédés de guérison qui ont
la réunion primitive pour base, je n'ai eu en vue que
la chirurgie française, car, pour être juste, il faut reconnaître qu'à l'étranger, la réaction contre l'ancien mode
de pansement s'est faite il y a déjà un certain nombre
d'années. Les statistiques en font foi. Si en effet elles
n'accusent pas des chiffres de succès comparables à ceux
que donnent les méthodes décrites plus haut et particulièrement la méthode de Bordeaux, ces chiffres sont

de beaucoup supérieurs à ceux de Malgaigne et surtout
à ceux qui, avant 1870, représentaient les résultats
des hôpitaux de Paris.

Je dois tout d'abord reconnaître que les Allemands,
les Anglais et les Américains pratiquent la réunion
primitive plus communément que nous et depuis plus
longtemps. La confiance qu'ils ont dans ses mérites n'a
pas été ébranlée ainsi qu'il en a été en France, par une
juste réaction contre un enthousiasme irréfléchi.

Je lis dans le *St-Louis clinical record* (1) un article très
pratique d'un chirurgien américain, M. Bauer, dont les
succès sont basés sur la réunion primitive, la crainte
de l'air extérieur et une rigoureuse évacuation des
produits sécrétés, d'après un axiome de chirurgie qu'il
formule ainsi : *Ubi pus, ibi evacua.*

En 1877, M. Bauer avait fait pendant les dix-huit
années précédentes 53 amputations de cuisse sur
lesquelles il a eu 7 morts :

2 d'infection purulente consécutive à l'opération ;

1 d'infection purulente existant au moment de
l'opération ;

1 de tétanos ;

1 d'épuisement antérieur ;

1 de récidive de cancer ;

1 de cause inconnue.

La durée moyenne de la guérison a été de 28 jours.

J'ai donné à cette statistique la première place
parce que les causes des morts y sont indiquées.

Opérant d'après une pratique analogue, pratique qui

(1) November and december 1877.

a été imitée sauf quelques menus détails par M. Bauer, un chirurgien allemand, M. Burrow de Kœnigsberg, avait, dès 1859, fait 62 amputations, savoir :

Avant-bras	15
Bras	20
Métatarse	1
Jambe	11
Cuisse	15
	62

avec seulement 3 morts à la suite d'amputations de cuisse, soit moins de 5 0/0.

110 amputations diverses ont, d'après le prof. Szymonowski de Dorpat, donné 22 0/0 de morts.

300 grandes amputations à l'hôpital Saint-Georges, de Londres, d'après M. Holmes, 27 0/0.

7,678 amputations variées, d'après le prof. Pauli, 28 0/0.

5,851 amputations, réunies par le Dr Lane, prises dans les pratiques hospitalières militaires et civiles, ont donné 28 0/0.

6,214 amputations, réunies par le Dr Simpson, ont donné 28 0/0.

1,170 amputations ont donné à M. Chadwick, aux États-Unis, 384 décès, soit 28 0/0.

M. Lefort, qui met aussi en pratique la réunion primitive avec des soins particuliers d'une grande valeur, dont aucun n'est la négation de ceux que nous recommandons, bien au contraire, n'a eu que 16,6 0/0 de mortalité pour 12 cas d'amputation de la cuisse et 26,6 0/0 dans 15 cas d'amputation de la jambe (1).

(1) *Bulletin de l'Académie de Médecine*, p. 202.

En additionnant le nombre des amputations qui précèdent, nous arrivons au chiffre très considérable de 21,519, qui peut être considéré comme représentant des opérations dans lesquelles la réunion primitive a joué le principal rôle. Or, la mortalité moyenne est pour ce chiffre de 20 0/0. Depuis M. Bauer, qui accuse moins de 5 0/0, jusqu'à MM. Lane, Simpson, Chadwick et Pauli qui énoncent la quotité de 28 0/0.

Comme point de comparaison avec les anciens errements, avec les méthodes dans lesquelles la réunion primitive ne joue qu'un rôle secondaire, je trouve dans le très remarquable traité de chirurgie d'armée, de M. Legouest, un résumé de longues et patientes recherches où la moyenne de la quotité des amputations ou désarticulations, depuis l'amputation de l'avant-bras jusqu'à la désarticulation coxo-fémorale, est de 60,7 0/0.

Si on joint à ces opérations, les amputations et désarticulations de moindre importance portant sur les doigts, le poignet et le pied, la moyenne s'abaisse à 47,2 0/0.

Je crois juste de réunir ainsi toutes les amputations de quelque importance qu'elles soient, car il n'est pas impossible que le chiffre de 21,519 amputations ne comprenne aussi les opérations sur les doigts.

Quoi qu'il en soit, même dans ces circonstances, les amputations à réunion primitive donneraient 20 0/0 de mortalité ; celles à suppuration, 47,2 0/0.

Bien que je n'ajoute, ainsi que je l'ai dit plus haut, qu'une importance secondaire à la statistique en fait

de résultats opératoires, ces chiffres sont très instruc-
tifs. Je n'ai pas du reste la pensée qu'eux seuls
trancheront la grosse question de la supériorité de la
réunion primitive sur la réunion secondaire. Pour
éclairer sa pratique, tout chirurgien sérieux devra
expérimenter lui-même et se faire pour ainsi dire sa
propre statistique (¹).

IV

Je viens de donner une idée complète, et d'après les
meilleures sources, des pansements de MM. Lister et
Alphonse Guérin, et j'ai exposé longuement la méthode
de Bordeaux avec la preuve des services qu'elle nous
rend ; reste à reconnaître le fond commun auquel ces
trois méthodes doivent leur valeur, et à dire pourquoi
je préfère la méthode de Bordeaux.

Ce fond commun n'est autre que la réunion primitive.
Tout le reste n'en est pour ainsi dire que l'accessoire.
M. Lister, en effet, bien qu'il ne donne pas à cette
pratique la première place, fait la réunion immédiate
de la plaie, après avoir placé un tube de Chassaignac,
qui facilite l'écoulement des sécrétions (²), et cette réunion

---

(¹) A l'heure même où s'imprime ce travail, paraît dans la *Gazette
hebdomadaire* (7 mars 1879, n° 10), un très intéressant article de
M. Dumesnil, chirurgien en chef de l'Hôtel-Dieu de Rouen. Cet article
est la relation de 47 grandes amputations qu'il a pratiquées dans son
service pendant les douze dernières années. — Or, de la lecture de
cette note, dont je n'ai malheureusement sous les yeux que la première
partie, on peut hardiment conclure que mon distingué collègue à la
Société de Chirurgie doit à la réunion primitive ses plus beaux succès.

(Note de l'auteur.)

(²) M. Lister préfère, dit-on, aujourd'hui un faisceau de crins de
cheval.

primitive il l'obtient exactement comme nous l'obtenons
à Bordeaux par deux sutures : l'une profonde, l'autre
superficielle. Ces sutures ne diffèrent des nôtres que
par des détails sans valeur, encore que M. Pozzi, qui
à l'heure où j'écris doit à la réunion primitive les plus
grands succès, mette en usage une suture profonde à
plaques de plomb semblable à celle de M. Lister. De
plus, le chirurgien anglais immobilise de son mieux le
point blessé, en conseillant la position qui favorise le
mieux l'écoulement : nous ne faisons point autre chose.

M. Guérin procède autrement, du moins en apparence, mais rien n'est changé quant au fond. Après
avoir soigneusement abstergé le sang, tenant lui-même
le moignon, il assujettit les lambeaux avec le plus
grand soin et il l'enveloppe d'une quantité considérable
d'ouate qu'il serre de nombreux tours de bandes, de
façon à faire sur toute la surface une compression
uniforme et élastique. Ainsi sont immobilisées les parties
qui constituent un moignon d'amputation. Cette
compression qui jamais n'est trop forte s'oppose, dit
M. Guérin, à la stagnation des liquides, c'est là ce qui
l'a fait renoncer à l'emploi du drain profond qu'il
employait d'abord. Mais ce qu'il pourrait ajouter, c'est
que cette compression fait l'office des deux sutures en
maintenant solidement affrontés les lambeaux et la peau
et que cet affrontement amène la réunion primitive.

Ce mode de pansement, disait M. Rochard à l'Académie, le 27 novembre 1877, réalise à très peu de
chose près l'idéal de la réunion primitive telle qu'on la
rêvait il y a soixante ans. Or, pour moi, l'éminent
chirurgien de la marine est absolument dans le vrai.

J'ajouterai que M. Pozzi ([1]) interprète de la même façon les succès du pansement ouaté.

Si on joint à cela la température constante et la rareté des pansements, on ne peut, à mon sens, que donner une minime importance à l'introduction des germes dans une plaie dont les portes sont si bien fermées.

Pour nous donc, si M. Guérin n'emploie ni drainage ni double suture, il emploie une compression qui, faisant un excellent affrontement, guérit ses malades par réunion primitive; le mécanisme seul diffère de celui que nous employons à Bordeaux. Je vais plus loin, j'ai la profonde conviction qu'un bon nombre des malades de l'éminent chirurgien de l'Hôtel-Dieu guérissent plus vite qu'il ne le croit lui-même, si, du moins, le non écoulement des secrétions n'y fait pas obstacle, et qu'ils n'ont pas besoin pour obtenir ce résultat d'attendre les 20 ou 30 jours qu'il leur demande en moyenne. J'avoue qu'à sa place j'aurais la curiosité d'y regarder.

Ainsi séparés en apparence, MM. Lister et Guérin et les chirurgiens de Bordeaux sont unis quant au fond, et ce fond c'est la réunion primitive. M. Lister et les chirurgiens Bordelais l'obtiennent par la double suture et le drainage; M. Guérin, par l'affrontement parfait que fait la compression élastique, laquelle apporte en outre avec elle un élément considérable, l'uniformité de la température.

Ces trois modes de pansement réalisent les conditions que nous avons demandées plus haut pour obtenir

([1]) *Gazette médicale*, 1er juin 1878.

la réunion primitive. Seulement si ces conditions sont les mêmes, MM. Lister, Guérin et les chirurgiens Bordelais sont bien loin de leur donner la même importance relative. Pour MM. Lister et Guérin, la réunion primitive arrive comme par surcroît; pour nous, et nous sommes loin d'être les seuls, la dernière discussion à l'Académie l'a prouvé, elle est le but principal à atteindre. Tout le reste n'est que l'accessoire.

J'ai dit au commencement de ce travail qu'un sage éclectisme conduisait le chirurgien à appliquer les pansements de MM. Lister et Guérin à un certain nombre de blessés auxquels la méthode de Bordeaux n'est pas applicable. Les plaies opératoires ou non qui manquent de tégument externe, et où par suite la réunion primitive ne saurait être tentée, sont au nombre de ces cas. Ici les services que rendent l'acide phénique et l'occlusion au coton sont vraiment considérables; je pourrais citer nombre de faits. Il me suffira, je crois, d'en dire deux :

J'ai vu récemment, dans les salles de mon savant ami M. Verneuil, un jeune homme qui portait un de ces kystes tendineux à contenu riziforme de l'avant-bras, dont les chirurgiens redoutent l'ouverture. M. Verneuil l'a guéri par une large incision qui a permis de vider la poche de son contenu et a fait immédiatement le drainage et l'occlusion par le coton avec addition des antiseptiques. Rien n'a été plus simple; loin de présenter les accidents qui font proscrire l'ouverture de ces tumeurs, le malade a guéri avec une extrême rapidité. Tout récemment on a apporté dans mes salles un homme qui avait eu la jambe écrasée. Le chef interne, M. Dubourg, applique un bon appareil contentif sur la vaste plaie des parties molles qui mettait à découvert tous les muscles externes de la jambe et entoure le membre d'une épaisse couche d'ouate après un lavage à l'acide phénique. Le trente-deuxième jour, je lève l'appareil; le malade a eu à peine la fièvre; la fracture est à peu près consolidée, et la plaie qui en d'autres temps eût fait poser la question d'amputation, a diminué de moitié et présente l'aspect le plus satisfaisant.

Mais je n'insiste pas; tous les chirurgiens qui se servent du coton et de l'acide phénique pourraient citer des faits semblables.

La grande considération que je montre pour les méthodes qui ont pour base la filtration et la purification de l'air pourrait faire croire qu'il est dès lors inutile que j'en propose une nouvelle.

Tel n'est pas mon sentiment. A succès égal, la méthode de Bordeaux me paraît supérieure.

Elle est plus simple à mettre en œuvre que la méthode de Lister; on trouve ses éléments d'application plus aisément, — ou à peu près partout, — et les pansements sont plus rares.

Elle guérit beaucoup plus rapidement, surtout les amputés, qu'aucune d'elles. J'ai cité des exemples de guérison complète d'amputation de cuisse et de jambe du dixième au vingtième jour (cette période est le délai le plus ordinaire), et par guérison complète on sait ce que j'entends : ce sont là des considérations qui ont dans la pratique une très haute importance.

V

J'ai dit dès les premières lignes de ce travail qu'il a pour but d'aider à mettre en lumière les services que doit rendre à la chirurgie la réunion primitive. J'espère que l'imposante statistique des succès qu'elle nous donne à Bordeaux, l'opinion et la pratique de MM. Gosselin, Trélat, Rochard, Maurice Perrin, Lefort, Jules Guérin, Richet, Dumesnil, Pozzi, etc., etc., enfin les succès que MM. Lister et Alphonse Guérin lui doivent, ainsi que je crois l'avoir prouvé, décideront les esprits indécis.

Mais, nous ne saurions trop le dire, nous n'avons pas en vue la réunion primitive que j'appellerai absolue. Nous n'admettons cette pratique qu'à la condition que l'écoulement des liquides du fond des plaies, des liquides dont la sortie est indispensable, sera parfaitement assuré ; et nous lui ajoutons comme complément excellent, sinon nécessaire, l'usage limité de l'acide phénique et de la protection par le coton. Certes, la réunion par première intention complète, absolue, n'est pas une chimère, j'en ai vu nombre d'exemples, mais un chirurgien prudent ne saurait la donner comme un but à poursuivre ; si elle échoue, les dangers sont trop grands : elle est possible, mais elle n'est pas suffisamment certaine.

On nous dira sans doute que ce mode de pansement n'est qu'un composé de divers autres et qu'il n'a pas de caractère particulier. Cette objection me touche peu. Le chirurgien doit avant tout, avant surtout le soin de sa personnalité, chercher à guérir ses malades le mieux et le plus vite possible. Il n'est aucun homme, si éminent qu'il soit, qui possède en ses œuvres toute la vérité, alors surtout qu'il s'agit d'une science expérimentale et progressive comme la chirurgie. Savoir ce qui se fait en tous pays et par les praticiens les plus consommés est notre premier devoir ; c'est dans leurs pratiques que nous devons choisir sans idée préconçue et en tenant compte des innombrables cas particuliers que le hasard nous envoie. C'est dire que je partage absolument les idées de M. Verneuil en ce qui touche l'éclectisme chirurgical, et que j'adopte pleinement sa proposition ainsi conçue : « L'art consiste à faire un » choix motivé et raisonné, de façon que chaque opéré » reçoive le pansement qui répond le mieux à l'en- » semble des conditions générales et locales qu'il » présente. »

Suivre notre exemple est facile ; les malades n'encourront pas le moindre danger. Que les chirurgiens essayent, et j'ai la conviction qu'ils réussiront aussi bien que nous. Les succès de M. Pozzi, à l'hôpital Lariboisière, à la maison de santé Dubois et dans la clientèle civile à Paris, donnent la preuve que le département de la Gironde n'a pas le monopole de la guérison.

CONCLUSIONS

I

Considérant la sûreté et la rapidité de la guérison des lésions situées dans la profondeur des tissus, le chirurgien doit faire tout son possible pour placer les plaies externes dans les mêmes conditions.

II

La meilleure manière d'arriver à ce résultat, lorsque l'étendue du tégument externe et la nature de la plaie le permettent, c'est de faire la réunion primitive incomplète, laquelle permet l'écoulement des liquides sécrétés au fur et à mesure de leur formation. La réunion primitive complète est préférable, mais seulement quand il est certain qu'elle est possible.

III

Les chirurgiens de Bordeaux obtiennent depuis environ dix ans cette réunion primitive incomplète, particulièrement des plaies opératoires, en combinant la suture superficielle et la suture profonde avec le drainage du fond de la plaie ou la suture superficielle avec le drainage.

IV

Dans les cas où, par insuffisance des téguments ou par toute autre raison, cette réunion est impossible, le filtrage ou la purification de l'air au contact duquel on ne peut soustraire les plaies sont les meilleurs moyens d'y suppléer.

V

D'après une enquête sommaire nécessairement incomplète, la méthode de Bordeaux a été mise, à ma connaissance, en usage dans 262 cas, et le chiffre des guérisons, la sûreté et la rapidité des succès (6,10 0/0) ont été tels que tous ceux qui l'ont employée l'ont définitivement adoptée.

VI

Il est à désirer que les idées sur lesquelles cette méthode est basée se généralisent, et que leur application remplace les usages anciens sur lesquels on peut médiocrement compter.

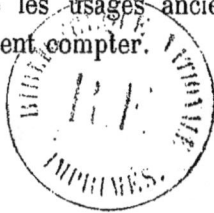

MOIGNON DE CUISSE
après pansement par la méthode de Bordeaux.

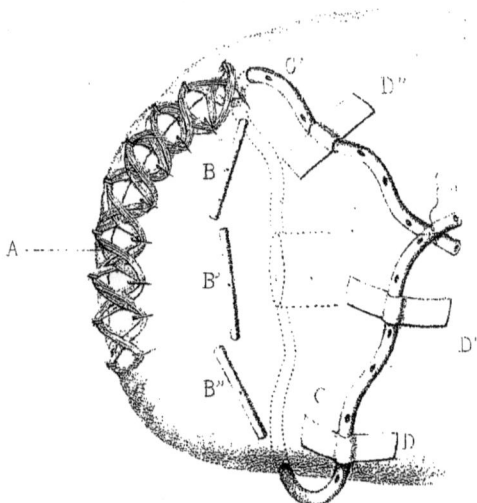

Fig. 1.

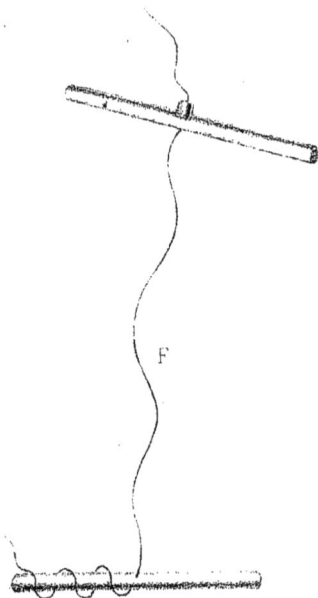

Fig. 2.

Modifications.

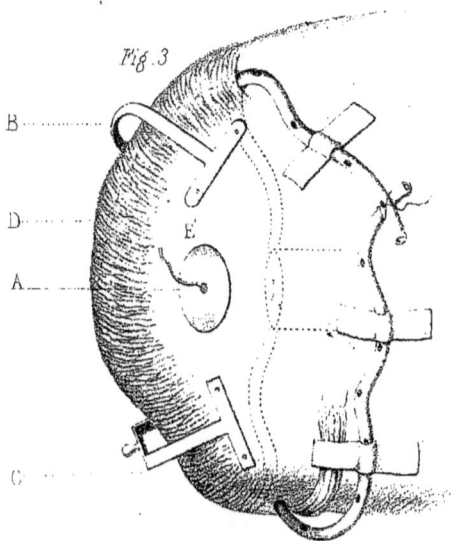

Fig. 3.

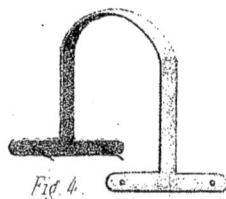

Fig. 4.

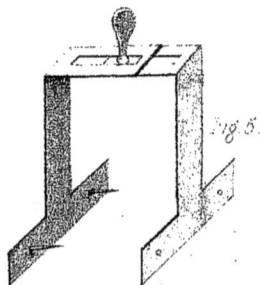

Fig. 5.

Dr Azam del.

Imp. Lemercier & Cie Paris.

A. Sautieux, lith.

EXPLICATION DE LA PLANCHE

Fig. 1. Moignon de cuisse après pansement par la méthode de Bordeaux. — Pratique de M. Azam.

> A, suture entortillée.
> B B B", suture enchevillée.
> C C', drain.
> D D' D", bandelettes collodionnées fixant le drain.

Fig. 2. Suture enchevillée, fil unique d'argent fixé d'un côté par un tourillon de plomb et traversant de l'autre côté le fragment de sonde sur lequel il doit être enroulé au lieu d'être arrêté.

> F, fil.

MODIFICATIONS

Fig. 3. Ensemble de moignon montrant diverses modifications de détail.

> A, suture enchevillée avec plaques de plomb de M. Pozzi.
> B, pince à compression à ressort.
> C, pince à compression à glissement de M. Dubourg.
> D, suture au collodion de M. Denucé.

Fig. 4. Pince à compression à ressort. — Isolée.

Fig. 5. Pince à compression à glissement de M. Dubourg. — Isolée.

TABLE DES MATIÈRES

———

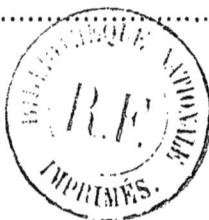

Bordeaux. — Imp. G. GOUNOUILHOU, rue Guiraude, 11

Bordeaux. — Imp. G. GOUNOUILHOU, 11, rue Guiraude.

www.ingramcontent.com/pod-product-compliance
Lightning Source LLC
Chambersburg PA
CBHW071109210326
41519CB00020B/6237